후프야, 놀자

후프야, 놀자

발행일	2023년 9월 25일

지은이	박상욱		
펴낸이	손형국		
펴낸곳	(주)북랩		
편집인	선일영	편집	윤용민, 배진용, 김부경, 김다빈
디자인	이현수, 김민하, 안유경, 한수희	제작	박기성, 구성우, 변성주, 배상진
마케팅	김회란, 박진관		
출판등록	2004. 12. 1(제2012-000051호)		
주소	서울특별시 금천구 가산디지털 1로 168, 우림라이온스밸리 B동 B113~114호, C동 B101호		
홈페이지	www.book.co.kr		
전화번호	(02)2026-5777	팩스	(02)3159-9637

ISBN   979-11-93304-63-1 13690 (종이책)   979-11-93304-64-8 15690 (전자책)

잘못된 책은 구입한 곳에서 교환해드립니다.
이 책은 저작권법에 따라 보호받는 저작물이므로 무단 전재와 복제를 금합니다.
이 책은 (주)북랩이 보유한 리코 장비로 인쇄되었습니다.

(주)북랩 성공출판의 파트너
북랩 홈페이지와 패밀리 사이트에서 다양한 출판 솔루션을 만나 보세요!

홈페이지 book.co.kr • 블로그 blog.naver.com/essaybook • 출판문의 book@book.co.kr

작가 연락처 문의 ▶ ask.book.co.kr
작가 연락처는 개인정보이므로 북랩에서 알려드릴 수 없습니다.

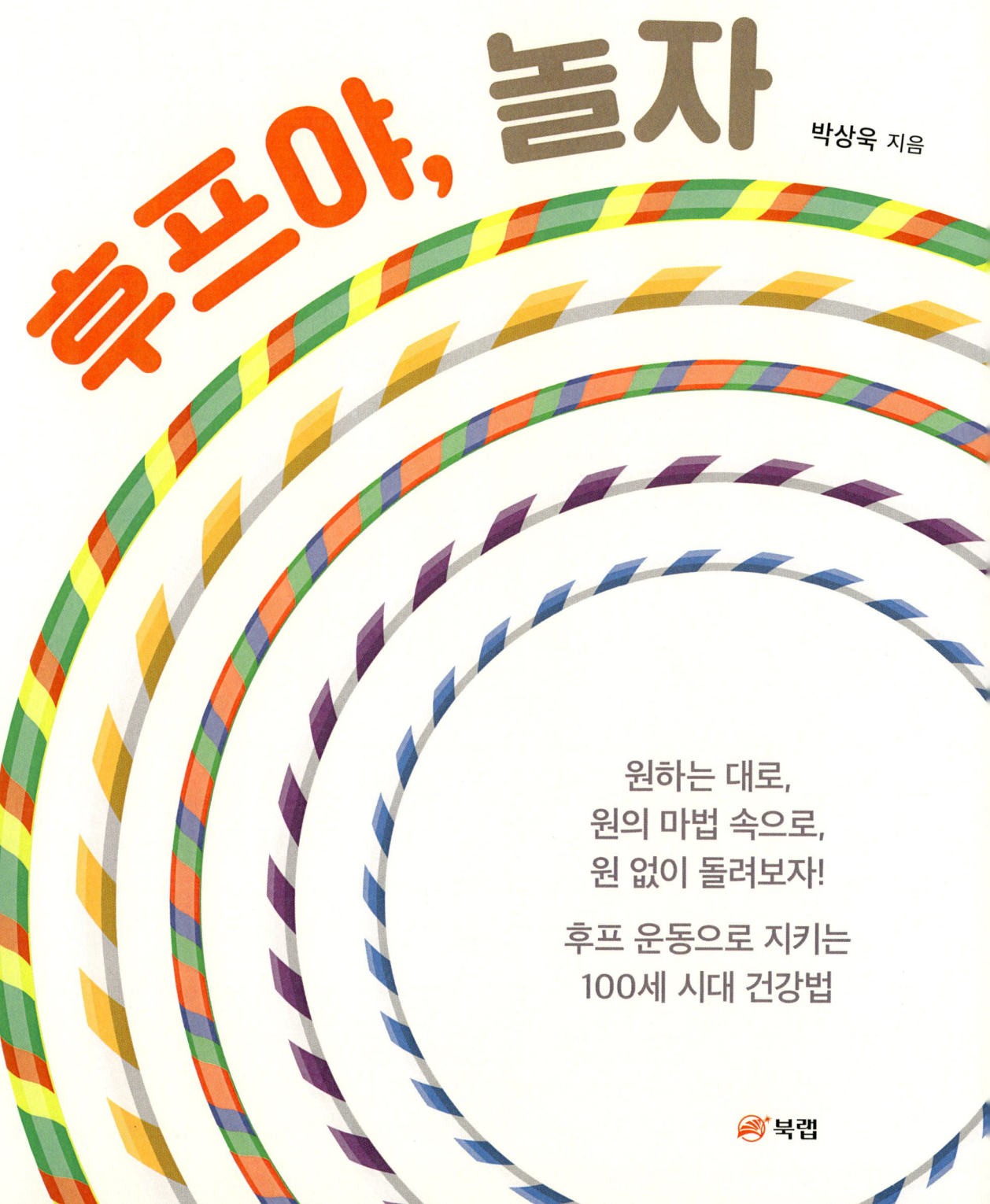

현대인에게
꼭 필요한
2023
후프 튜토리얼

후프야, 놀자

박상욱 지음

원하는 대로,
원의 마법 속으로,
원 없이 돌려보자!

후프 운동으로 지키는
100세 시대 건강법

북랩

들어가며

　신체활동은 뇌를 활성화해서 창의적인 사고와 지적 능력을 높이고 학력 향상에 많은 도움을 준다는 연구 결과를 내놓고 있어 현대인의 삶 속에서 운동은 건강의 필수 요건이다. 따라서 후프 운동으로 행복하고 건강한 삶을 위하여 지금 당장 후프 LOG(후프 Love, 마음 Open, 후프 운동 GO)를 펼쳐보자.

　체육 수업 시간에 줄넘기를 이용해서 이단 뛰기, 되돌려 흔들기, 번갈아 뛰기 시범을 보이면, 아이들이 이구동성으로 와 '음악 줄넘기' 하면서 환호성을 지른다. 학생들이 줄넘기를 가지고 줄을 몸에 감기도 하고 점프하면서 몸을 회전시키는 등 줄을 이용하여 자기 몸을 움직임 예술로 마음껏 표현하면서 웃음바다가 된다. 이것은 그동안 줄넘기가 학교 현장에서뿐만 아니라 학원 및 각종 사회단체 스포츠클럽 대항전의 홍보 효과임을 알 수 있다. 반면에 후프를 가지고 핸드 스핀, 발목돌리기, 에스컬레이터 동작, 격리 후프를 선보이면 후프를 좀 한다는 친구들도 우와 선생님 어떻게 해요. 가르쳐 주세요, 하면서 후프에 관심을 보이며 후프 동작을 따라 해보지만 그 모습이 후프 코미디언과 같은 모습으로 정말 우스꽝스럽기 그지없다. 한 반에서 후프 허리 돌리기를 제대로 하는 학생은 5%에 불과하다. 이것은 학교 현장에서나 사회 여러 체육단체에서 후프 운동에 대하여 홍보가 되지 않았음을 증명하는 것이다. 2015 교육과정과 2022 교육과정에서 핵심역량을 강조하고 있는데, 학교 현장 체육교육에서 후프 운동은 연관성이 높고, 100세 시대를 살아갈 우리 청소년들에게 가장 알맞은 운동이다. 그리고 특별히 시니어 세대들에게 건강한 삶, 행복한 삶을 영위하기 위하여 딱 맞아떨어지는 맞춤형 운동이기에 이 지침서를 발간하고자 한다.

　미국에서 유행했던 후프 운동이 우리나라에 처음 도입된 1950년대 중반에는 후프를 허리로 돌린다는 이유로 보수적인 사회에서 천하에 점잖지 못한 운동으로 치부되고 지금의 교육부에 해당하는 문교부에서는 어린이 후프 운동 금지령까지 내렸다. 약 30년 동안 후프 운동이 외면당하였지만 1999년 '아들과 딸' 드라마 장면에서 채시라가 후프 운동이 하나의 브랜드 장면으로 나오면서 다시 후프 운동이 유행하기 시작했다.

이미 독일, 호주, 미국, 일본, 프랑스, 캐나다 등에서 건강 운동으로 유행하고, 10월 10일을 세계 훌라후프의 날로 제정하는 등 후프 운동에 대하여 많은 관심과 열풍이 일고 있다. 우리나라에서도 최근 후프 운동에 대하여 건강 관련 프로그램이나 드라마에서 많이 소개되고 있다.

'노인을 위한 나라는 없다'의 코엔 형제의 영화 '허드 서커 댁리인(1994)'에서 남자 주인공이 '훌라후프' 발명으로 대박 나는 장면을 보면, 동네 꼬마들이 가정에서나 거리에서 훌라후프를 돌리는 모습을 볼 수 있다. 박찬욱 감독의 '친절한 금자씨' 영화 속에서도 교도소 안에서 후프 돌리는 장면이 나온다. 봉준호 감독의 칸 영화제 황금종려상 수상작 '기생충'에도 후프가 하나의 배경 소품으로 등장한다. 건강 관련 프로 『TV 기분이 좋은 날』 혈당 잡는 훌라후프 올바르게 하는 방법 (2022.11.06.), 부부 부종 타파하고 훌라후프 댄스(22.12.16), 『나는 몸 신이다』 훌라후프로 12Kg 감량 성공 이하정 몸 신이다(407회), 『TV조선』 귀농 7년 차 부부의 일상 뱃살 빼는 훌라후프 체조(76회), 『전국 노래자랑』 오영구 씨와 전국 노래자랑 악단과 김신영 MC의 훌라후프 돌리기(2023.05.07.) 등 매스컴이나 SNS, 인터넷을 통하여 후프와 다이어트, 건강 관리에 대하여 자주 소개되고 있다. 그리고 학교 및 건강 관련 센터에서도 후프 운동에 관심이 커지고 있으나, 후프 종목을 디테일하게 분류된 책이 우리나라에서는 발간된 적이 없어, 후프 운동이 국민건강의 지침서가 되어 주기를 바라면서 '후프야 놀자'라는 책을 펴내고자 한다.

후프는 오래전부터 여러 나라에서 다양한 문화로 아이들의 놀이와, 다양한 연령층에서 건강 운동으로 남녀노소 누구나 즐겼던, 놀이도구이자 운동 기구로 활용되었다. 1950년 때 미국에서 대중화되면서 Wham-O Inc. 라는 회사에서 최초로 상용화

되면서 미국의 아서 멜린이 '훌라후프' 상표권을 등록해 특허로 훌라후프 명칭이 만들어졌다. 따라서 훌라후프라는 명칭을 마음대로 사용할 수 없어서 이 책에서는 '후프'라는 운동 명칭으로 2023 후프 튜토리얼이라는 지침서로 소개하고자 한다.

후프 운동은 유산소 운동으로 혈액 순환, 코어근육 강화, 허리와 자세 균형으로 체지방 감소 효과에 탁월하다. 아울러 아이들에게는 인성과 감성 뇌를 깨우는 움직임의 예술적 표현 도구로도 활용된다. 그리고 후프 1시간 운동으로 6-7km 걷는 것과 동일한 300kcal가 소모된다. 이 책에서는 '후핑 톡'이라는 손자와 '빙빙 할배'라는 할아버지의 후프 이야기를 중심으로 쉽고 재미있게 이야기를 엮으려고 노력하였다. 후프 운동을 후프의 유래, 재질, 효과, 기초 기능을 소개하고, 후프 사용 방법에 따라 여러 가지 종목으로 분류하였다. 학교에서의 팀 활동이나 후프의 기초 상식과 기본 동작으로 누구나 쉽게 따라 하고 활용하며 다양한 후프 용어로 구성 후프 내용들을 재미있게 이야기로 풀어가고자 하였다.

후프 운동이 대중화되기 위한 후프 운동 기구를 놀이도구이자 건강을 위한 운동 기자재로서의 충분한 역할을 다하기를 기대한다. 후프는 남녀노소 누구나 시공간의 제약 없이 여러 가지 운동을 할 수 있는 생애 건강종합 세트 운동 기구로 소개한다. 연령층별로 후프 운동의 효과와 방법에 대하여 잘 설명하고 있다.

인생의 황금기는 정신적, 정서적으로 마음의 문을 열어가고, 포용하고 사랑하며 용서할 줄 아는 인생의 선배이자 고마운 사람으로 삶이 익어가는 시기이지만 신체적으로 나약해져서 건강을 꼭 챙겨야 하는 시기이다. 자신의 건강에 대한 가장 좋은 처방은 규칙적인 운동과 올바른 먹거리를 통해 더 나은 삶, 더 행복한 삶으로 나아가는 것이다. 따라서 후프 운동은 시니어들의 건강 처방 약으로 가장 바람직할 것으로 연령대별 신체활동 단계를 유스 시니어(60세~69세), 영 시니어(70세~79세), 미들 시니어(80세~89세), 올드 시니어(90세 이상) 4단계로 분류하여 후프 운동을 효율적으로 지도한다. 또한 자기 몸의 변화를 주는 후프 운동은 우리들의 식습관의 변화에 따른 때 아닌 저연령층의 성인병 확산으로 건강을 위협받는 이 시기, 가장 훌륭한 스승이 될 것이다. 아울러 유아부터 청소년까지 어느 시대보다 인성과 감성이 요구되는 4차 산업 시대에 부응하여 신체의 균형 발달과 소통과 협업으로 뇌를 깨우며 문제해결 능력 역량 강화에 가장 좋은 운동이 후프 운동 이모티콘이다. 체육 교사로 25년 이상 근무하면서 학생의 정서적인 측면과 신체적인 변화 그리고 친구와의 관계 형성에 가장 도움이 되는 개인 운동부터 팀 운동을 병행할 수 있는 운동 중에 후프 운동이 많은 도움을 줄 것으로 생각한다. 후프 운동에 대한 관심과 저변확대를 위하여 학교 현장에서 적용한 사례를 중심으로 대 국민건강 홍보대사의 사명감으로 이 책을 저술하면서 앞으로 더 좋은 후프 운동의 방법에 대하여 많은 연구가 이루어지고 그와 관련된 책이 출간되기를 바라는 마음에서 처음으로 후프 관련 책을 펴내고자 한다. 지필에 도움을 주신 그림 삽화에 고보경 학생과 후프 관련 자료를 보내준 나의 절친 김정인 교장. 격려를 아끼지 않은 아내와 모든 분들께 감사의 마음을 행복이라는 시로 전하고자 한다.

차례

들어가며   4

I. 후프 세상으로 후프야! 놀자

당신은 나의 행복   15
가족 그리고 그리움   16
후프야! 놀자   18

II. 후핑 톡의 후프 이야기

1. 후프 너 어디서 왔니.   21
2. 훌라후프와 요우요우의 발명 이야기   25
3. 후프 운동이란?   27
4. 후프 운동 효과   31
5. 후프 운동에서 철학을 담아내다.   34

III. 후프의 성질과 선택 그리고 다양한 방법들

1. 후프 재질과 규격을 아시나요	41
2. 후프 마니아들의 후프 제작	42
3. 후프 그립 감기	44
4. 후프 고르기	47
5. 한눈에 펼쳐보는 후프 종목	49

IV. 건강해지는 다양한 후프 운동법

1. 건강과 후프 운동	53
2. 쉽게 따라하는 초보자 후프 돌리기 요령	56
3. 후프 피트니스	62
4. 후프 기체조	65
5. 후프 운동으로 치매 예방 어때	69
6. 시니어 후프 운동	75
7. 직장인을 위한 후프 건강 체조	82
8. 후프 운동으로 S 라인 만들기	84
9. 후프 요가는 어떤 운동일까?	88
10. 듀얼태스킹 후프	90

V. 후프 경기의 궁금점을 풀어보자

1. 후프 레크 게임이란?   96
2. 후프 댄스 경기   102
3. 후프 컬링 경기   109
4. 후프 굴렁쇠 경기   111
5. 후프 달리기   112
6. 후프 링 던지기   113
7. 후프 플라잉 경기   114

VI. 군중 속 후프 이야기

1. 후프 공연   119
2. 버스킹   120
3. 서커스   121
4. 매스 게임   122
5. 후프 챌린지   126
6. 재미로 도전하는 후프야 놀자   128

VII. 후프야 워밍업과 체력 만들어

1. 후프 체조   133
2. 후프 스트레칭이란?   135
3. 트레이닝 후프   137
4. 후프를 이용한 보조 운동   140
5. 후프 준비 및 정리 운동   144
6. 후프 그룹 엑서사이즈(Hoop Group exercise)   147
7. 멀티 후프   150
8. 쌍후프(Twin Hoops)   153
9. 창의 퍼포먼스 후프   156

VIII. 사랑이 넘치는 후프 놀이

1. 장애인 후프 운동   163
2. 후프 유아 체육   166

부록

후프 용어   169

I

후프 세상으로
후프야! 놀자

당신은 나의 행복

차디찬 차가운 겨울바람에도
당신은 꿋꿋한 하나의 나무이기에
나는 당신을 바라보며 살아간다.

봄의 향연 앞에
당신은 아름다운 꽃봉오리이기에
나는 화사한 꽃잎이
되기를 바라며 살아간다.

쨍쨍하게 내리쬐는 한 여름 햇살에도
당신은 나의 그늘이 되어주기에
당신을 바라보며 아늑한 품에서 살아간다.

청명한 가을에는
당신의 모든 것을 담아내어 주기에
나는 배고픔을 잊은 채 살아간다.

나는 당신이 있기에
이렇게 오늘도 행복한 삶 속에서 살아간다.

가족 그리고 그리움

창가를 얼룩지게 듬성듬성 여우비 내리는 소리에
창문을 지그시 열어보니
나뭇잎 사이로 떨어지는
방울방울 맺어 들고

외로이 식탁 한편에
놓여 있는 찻잔을 홀로 앉아 물끄러미 내려다보니
저절로 눈이 감기고 사뭇 그리움만 밀려오는데

사랑하는 가족과 함께
몇 년 만에 더불어 하는 즐거운 식사
오랜만에 행복한 담소
좋아하는 가족들의 입가에 맺힌 싱그러운 웃음꽃이 만발하니
더 이상 욕심도 투정도 바랄 것이 없는데

외로이 탁자에 홀로 앉아 한 잔의 차를 다 마셔버리니
약 처방의 효과인가? 온몸 속으로 찌리찌리 울려 퍼져 가네
멈추지 않은 시곗바늘은
야속하게도 내 마음을 아는지 모르는지 아쉬움만 뒤로 한 채
모든 것을 제자리로 돌려놓으니
내 마음 한구석에 그리움만 수북하게 쌓여만 가네

무거운 머리를 들어 창밖을 바라보는 내 마음을
하늘도 알아차리고
서글픈 달구비되어 연신 쏟아붙이니
나도 모르게 내 손이 사랑방 창문을 닫아 버리네.

후프야! 놀자

후프와 함께 놀다 보면

몸도 마음도 건강해

자연과 더불어 걸으면서 왼손으로 돌리고 오른손으로 돌리고

리듬을 타면서 돌아가는 후프 세상으로

새로운 삶의 에너지를 만들고

새로운 삶의 활력을 얻는 순간

새로운 삶의 가치 종합 비타민

몸도 마음도 건강해

후프는 내 삶의 건강 동반자

후프는 내 삶의 건강 지킴이

후프는 내 삶의 건강한 지표를 주는 고마운 후프야!

이 좋은 운동을

어찌 나 혼자만 누릴 수 있겠는가?

모든 이에게 알리고 다 함께 운동하는 그날까지

건강 홍보대사로 건강한 삶 건강한 사회로 이어지기를

미래지향적인 삶의 건강 보험 투자는

100세 인생으로 가는 행복하고 즐거운 삶의 길

그 길이 열리는 날까지 후프야! 놀자.

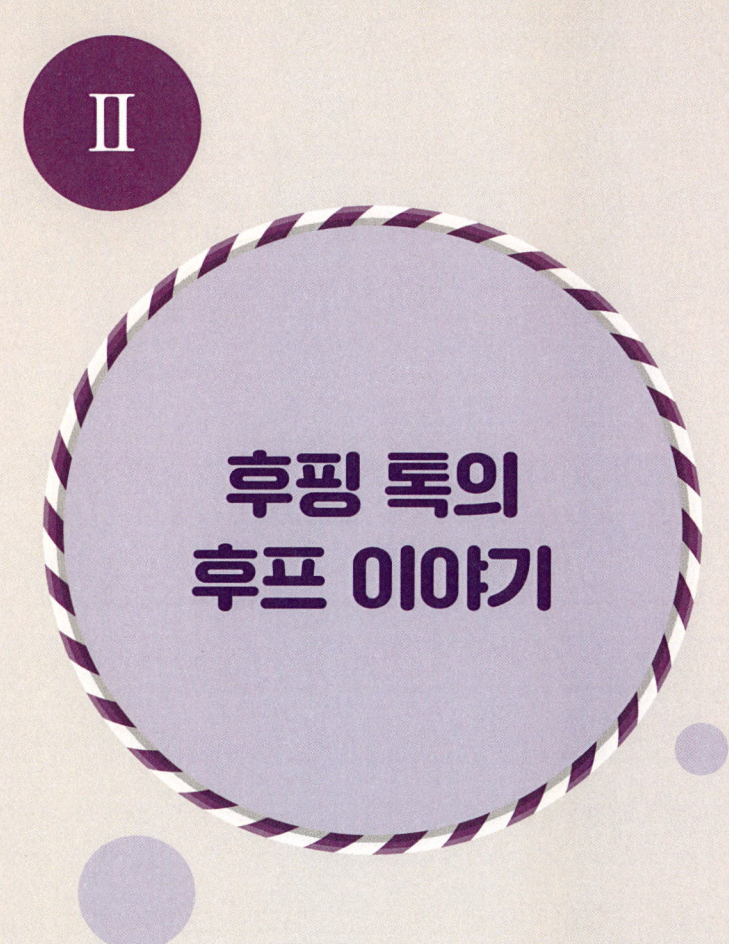

II

후핑 톡의 후프 이야기

1. 후프야 너 어디서 왔니

아침에 눈을 떴을 때 자리에서 일어나는 것이 힘들고, 몸이 무겁고, 밥맛이 영 없을 때는 운동 부족일 확률이 높다. 2023년 자기관리를 위하여 운동 연간계획을 작성하기로 마음먹었다면 아이들 방에서도 흔히 볼 수 있는 후프 운동은 어떨까. 아이와 함께 놀아주는 좋은 아빠이자 운동 마니아로 손쉽게 변신할 수 있을 것이다. 퇴근길에 후프를 하나 골라, 오늘부터 후프와 놀아보자.

"야호! 오늘 후프를 골라 운동하기로 마음을 먹으니 퇴근길이 가뿐해지는구나! 우리 동네 스포츠 가게가 어디 있었는데 어디쯤 있더라. 아니, 벌써 그 가게 앞이네! 마음을 다짐하고 어험, 문을 열고 가게를 한번 훑어보고 후프가 어디 있나 두리번거리며 눈에 확 띄는 빨간 후프 발견. 후프가 왜 이렇게 종류가 많지? 어떤 후프를 살까? 후프야 나와 놀아줄 후프 어디 있니?"

"나 여기 있지."

"아하, 그래. 무지개색 후프 너 마음에 드는구나. 같이 집으로 가자. 후프도 좋은지 둥근 미소를 지어 보이는구나. 그래, 후프야. 나와 함께 평생 같이 놀아보렴. 오케이. 아니, 후프가 동그라미를 그리는 것이 이심전심인가? 후프야 너는 어디서 왔니?"

- "빙빙 할배, 타임머신 타고 역사 속으로 같이 가볼래?"
- "그래, 좋아. 레츠 가자."

- "아니, 여기는 이집트 아닌가? 아마도 기원전 1000년쯤인 것 같은데. 후핑 톡, 친구들이 말린 포도 덩굴로 만든 후프를 몸통에 감고 재미나게 놀고 있네."
- "빙빙 할배. 잘 봐. 몸에 이렇게 포도 덩굴을 감고 마구 돌리면서 노는 거야. 나 잘 하지? 빙빙 할배 한 번 해봐."
- "그래 내가 한번 해보지, 포도 덩굴을 몸에 감고 돌리는 것인지 온몸 비틀기를 하는 것인지 모르겠네! 야 이거 보기보다 잘 안되는구나."
- "그래, 나는 후프를 잘 못돌리는데 이것을 이용하여 땅에 한 번 굴려보지. 우와, 굴렁쇠처럼 땅에서 말린 포도 덩굴이 잘 굴러가네. 야 이것도 재미있네."
- "이 놀이는 그리스·로마 아이들도 장난감으로 재미있게 놀았던 거지. 아마도 이 놀이는 한때 유행을 탄 적이 있을 것 같지 않니?"
- "그럼 이번에는 지식 여행을 가볼까?"
- "으흠, 그것을 말할 것 같으면 타임머신 타고 다시 시간여행을 한번 해보자, 그래. 슝구리당당 우당탕 얏!"

때는 바야흐로 14세기경 영국, 어른이나 아이 할 것 없이 모두 금속이나 나무 소재의 후프를 가지고 몸에 감고 허리에서 돌리고 땅에서도 굴리고 야단법석이다. 야호! 정말 보기만 해도 재미있겠네! 아이들이 너무 재미있어 엄마가 불러도 밥 먹는 것도 잊어버리고 놀다 보니 어른들은 걱정이 이만저만이 아니었다. 영국의 의료 단체에서는 '후프를 하면 죽는다(Hoop Skill).'는 선언을 하기에 이르렀다. 당시의 의사들이 후프를 가지고 놀면 심장 마비를 일으키고, 등이 틀어지고, 다양한 종류의 통증을 유발하는 이 모든 것이 '후프 돌리기' 탓이라고 보았다.

> "영국인들은 어떤 놀이를 즐겼는가 하면 돌아가는 후프 사이로 다트를 던지는 '킬 더 후프(Kill The Hoop)'라는 게임을 즐겼는데 후프가 전해지면서 '후프 스킬(Hoop Skill)'이 그 게임의 이름을 빗대 생긴 것이란다."
>
> "아하, 그랬군요. 그런데 말이에요 왜 '훌라'인가요."
>
> "그것은 말이다, 이제 마지막 타임머신아 돌아라! 후프의 역사 속으로, 숭구리당당 우당탕!"

때는 바야흐로 19세기 초반 하와이, 영국에서 후프 운동을 못하게 되자 하와이로 간 영국 선원이 후프 돌리기와 훌라춤이 비슷하다는 것을 알고 붙여진 이름이다. 훌라(Hula)댄스는 짧은 치마만 입은 토플리스 차림의 여성들과 로인클로스(Loincloth)를 입은 남성들이 추는 감각적인 폴리네시아 춤으로 단조로운 노래와 규칙적으로 반복되는 북 연주의 리듬에 맞추어 추는 춤이다. 댄서들은 엉덩이를 파도처럼 흔들면서, 그들의 신을 숭배하고 다산을 기원했다. 동시에 고도로 정형화된 손가락, 손, 팔 그리고 표정과 다양한 제스처(Gestures)를 통해 서로의 감정이나 이야기를 전달하는 것에서 유래를 찾아볼 수 있다.

> "아하, 후프의 기원이 이렇게 된 것이구나. 무지개 후프야, 이제 배고파, 빨리 집에 가자. 타임머신아 레츠 가자. 야호! 집이다. 와 여기는 컴퓨터도 있네. 빙빙 할배. 왜, 후프에 대하여 더 재미있는 이야기가 있지 않을까요."
>
> "컴퓨터로 검색 한번 해볼까?"

훌라-훌라 쉽볼렛(Hula-Hula Shibboleth), 물결치듯 움직이는 하와이 무언극 댄스인 훌라댄스를 '훌라-훌라(Hula-Hula)'라고 한다. 그런데 이 훌라-훌라가 제2차 세계대전 중에는 발음을 테스트하는 용도로 사용되었다. 당시 일본군은 필리핀의 연합군 부대에 침투하기 위해 필리핀 사람을 가장했다. 그러나 일본군은 필리핀 사람과 달리 'L' 발음이 제대로 되지 않았다. 그래서 "Hula-Hula"를 발음해 보도록 해서 '후라-후라(Hula-Hula)'라고 하는 사람을 가려내 체포했다.[1]

> "야, 이런 재미나는 이야기가 있었군요."

---

[1] 네이버 지식백과

2. 훌라후프와 요우요우의 발명 이야기

> - "빙빙 할배, 어제 다 못한 이야기 밥 먹기 전에 끝내고 깔끔하게 아침밥 먹어요."
> - "뭐가 궁금해."
> - "아니 배고픈 것이 아니라 궁금증이 생겼어요. 후프가 그냥 하늘에서 뚝 하고 떨어지지 않았을 것이고. 해서! 후프에 대한 발명이야기를 좀 알아보자고요."
> - "어차피 인터넷 잘 되는 세상에 살고 있으니 컴퓨터 한번 두들겨 보자고."
> - "엔터키를 눌러 봐요."

전 세계 어린이들을 열광시켰던 장난감 훌라후프와 요우요우는 발명에 있어서 세심한 관찰이 얼마나 중요한가를 증명하는 대표적 발명품이다.

이 두 놀이기구의 발명가는 미국인 '루이 마크스', 조그만 장난감 공장을 운영하던 그를 하루아침에 '장난감의 황제로' 끌어올린 계기는 1960년대 말 어느 여름, 친구들과 함께 갔던 아프리카 오지 여행이었다. 후프에 대한 발명이야기를 좀 알아보자.

틈만 나면 국내외 여행을 했던 여행 광 '마크스'지만 이번 여행은 두려움이 앞섰다. 여행지가 아직 문명이 도입되지 않은 토인 원주민들이 사는 곳이었기 때문, 더욱이 토인 원주민들은 난폭한 데다 무슨 말을 주고받는지 늘 싸우는 것처럼 보였다. 놀이 또한 문명인으로서는 이해하기 어려웠다. 마크스는 어른들의 원색적이고 난폭한 놀이보다는 어린이들의 익살스러운 놀이가 한결 흥미로웠다. 어린이들은 나무 덩굴로 만든 둥근 테를 허리에 끼고 빙빙 돌리기도 하고 돌을 갈아 만든 원판을 실 같은 나무껍질에 꿰어 올렸다 내렸다 하는 놀이를 하고 있었다. "아주 재미있어 보이는군, 저 정도 재미있는 놀이면 문명인들도 좋아할 게 틀림없어"라고 생각한 '마크스'는 이 두 가지 놀이를 문명인들에게 전파하기로 결심했다.

무사히 여행을 마치고 돌아온 마크스는 토인 어린이들이 가지고 놀던 원시 놀이기구와 같은 문명 놀이기구를 만들기 시작했다.

구조가 간단해서 재료인 나무 덩굴과 돌을 플라스틱으로 대체해주는 것만으로도 충분했다.

훌라후프는 플라스틱으로 둥근 테를 만든 것이 전부, 또 요우요우는 두 개의 판축에 탄력 있는 실을 매어놓은 것이 전부였다.

마크스는 즉시 실용신안 출원을 마치고 생산에 들어갔다.

폭발적인 인기였다. 1년이 채 못돼 미국 전역에 훌라후프와 요우요우의 붐이 일었다. 만들기가 무섭게 팔려나갔으며, 워낙 공정이 간단하다 보니 수익도 높았다.

곧 이 두 놀이기구의 성공은 외신을 타고 전 세계로 알려졌으며, 마크스는 현지 지사를 설립하고 세계 각국에서 생산, 판매를 시작했다. 요우요우와 훌라후프가 순식간에 세계 장난감 시장을 석권했음은 물론이고 각국의 언론들은 이를 '장난감 놀이기구의 혁명'이라고 극찬했다.[2]

 "오늘은 여기까지. 밥 먹고 합시다. 이제 배가 고픈데. 야, 맛있겠다."

---

2 "마크스 훌라후프와 요우요우 고안"(한국발명진흥회 사업화지원팀 팀장 와연중 記 발특 2006)

3. 후프 운동이란?

 허리를 흔든다는 이유로 보수적인 사회에서 점잖지 못한 운동이라 외면당하면서 문교부(교육부)에서 후프 운동에 대하여 금지령까지 내렸던 경우도 있었으나, 최근 외국이나 우리나라에서 후프 운동이 건강 운동으로 주목받기 시작하였다.

 후프 운동은 공중에서 회전하고 몸 주위에서 돌고 돌아 늘 후프와 함께하면서 양력과 중력으로 부양해 있는 생명력이 있는, 살아 움직이는 운동 기구로 우리에게 삶의 에너지를 주면서 건강을 지켜주는 건강 지킴이 역할을 톡톡히 하고 있다.

 후프 운동은 혈액 순환과 신진대사 촉진, 체내 노폐물 배출 등 기초대사량이 증가하여 변비 해소, 다이어트 예방, 균형 잡힌 자세 유지로 건강에 많은 도움을 준다. 후프 운동은 자연을 모태로 탄생한 것이라 우주 현상의 놀이이고, 기술과 움직임이 우리 인간의 움직임의 예술적인 표현을 승화시켜 주는 것으로, 아름다운 신체 표현이자 경이로운 동작과 감탄을 주는 심미적 경험과 창조적인 표현으로, 우리의 삶과 건강을 지켜주는 살아 있는 운동 기구로 생명을 불어넣어야 운동에너지를 얻을 수 있는 우리 인간과 공생관계의 운동 기구이다. 아울러 코어와 자세를 개선하고 칼로리를 소모시켜 주는 운동 기구이다.

 훌라후프 운동은 대부분 수직과 수평의 움직임으로 운동한다. 그 움직임 속에 인체의 축을 중심으로 원운동을 하면서 운동에너지를 발산시키고 우리는 이 원운동을 통해 후프 운동의 효과를 얻는다. 아울러 후프 운동의 또 다른 이점으로는 도전에 의한 성취감과 희열, 감동으로 인해 스트레스가 해소되므로 삶의 행복감을 준다는 것이다. 또한 후프 운동은 우리의 신체에 중요한 변화를 가져다준다. 운동하면서 화학적 변화를 통하여 많은 땀을 흘리면서 우리 몸속의 독소를 배출시켜 피부의 아름다움을 유지해주고 노화를 예방해주는 건강의 풍미를 맛볼 수 있도록 해주는 신비한 운동 기구이기도 하다.

후프 운동에서는 원을 형성하고 중심축을 향하여 늘 연속적으로 돌고 돌아가는 회전운동이 일어난다. 운동의 기능을 높이기 위해 끊임없이 추진력을 보내고 한순간도 끊기지 않도록 집중해야 한다. 따라서 후프 운동은 원운동의 연속선상에서 이루어지고 있다. 후프는 수직 수평으로 변화를 주어도 언제나 원의 형태가 변하지 않고 유지된다. 따라서 손, 발, 목, 가슴, 허리, 무릎, 발목 등 신체 어느 부위에서 돌려도 늘 변하지 않는 영원한 원을 만들어 내고, 그 원의 움직임에 감탄하고 아름다움을 만끽한다. 이처럼 신체와 정신이 어우러져 아름다운 움직임의 예술로 승화되어 성취감, 행복감, 우아함의 감미로운 아름다움을 느끼면서 자신도 모르게 건강해지는 운동으로서 평생 건강을 유지하고 지켜주는 고마운 운동 기구이다.

> "후핑 톡, 이 할배는 우리 인간에게 고마움을 주는 운동 기구인 후프 운동을 나만 알고 나만 건강한 것보다 우리 모두 건강한 후프 운동으로 우리 가족을 넘어 우리 지역민을 넘어서 전 국민 전 세계로 뻗어가는 글로벌 건강 후프 운동으로 나아가기를 기원하는 의미에서 국민 홍보를 위하여 후프 운동에 대한 건강 캠페인을 벌이고자 한다. 후핑 톡도 학교에 가면 후프에 대한 이 할배의 마음을 친구들에 꼭 전하고, 우리 모두 운동 좋아 후프 사랑으로 건강을 지키고 건강을 유지하여 건강한 사회를 만들어 나가는 데 힘이 되어주기를 바라는 의미에서 국민 건강 후프 운동 캠페인 홍보 글을 하나 지어볼 테니 잘 들어봐."

국민 건강 후프 운동 캠페인 홍보 문구를 보라

건강을 관리해요.
마음이 말해요.
몸으로 말해요.
지금부터 후프 운동 시작해봐요.

건강을 챙겨요.
운동을 해봐요.
후프를 챙겨요.
후프를 돌려요.

건강을 지켜요.
땀을 흘려요.
노폐물을 없애요.
근력 강화되고 혈관도 튼튼해요.

건강을 유지해요.
비타민을 만들어요.
에너지를 만들어요.
온몸으로 느껴요.

100세 인생 삼 삶 하게
건강한 삶

행복한 삶

즐거운 삶

운동 건강 보험 투자해봐요.

병원을 멀리해봐요.

보험료 아껴봐요.

모두가 원해봐요.

지금 당장 후프 운동해봐요.

건강으로 미래를 열어봐요.

건강 100세

건강 청춘

건강 활력

> "후핑 톡, 이 할배가 하고자 하는 건강 사랑, 후프 사랑의 마음을 잘 알겠지?"

4. 후프 운동 효과

후프는 한때 전 세계 놀이기구의 대명사였다. '아서 멜린'과 '리처드 네르'가 대나무 둥근 틀로 만든 호주의 놀이기구에서 영감을 받아 만든 훌라후프(훌라는 하와이의 훌라춤, 후프는 틀을 뜻함)는 허리 같은 신체 일부에 둘러 돌리는 장난감이었고, 최근 들어 독일, 미국, 캐나다. 일본, 유럽 등에서 후프 운동이 유행하고 있으며, 10월 10일은 세계 후프의 날로 많은 후프 마니아들이 후프에 대한 관심을 가지고 참여하는 등 우리나라에서도 많은 후프 제품이 출시되고 있다.

> "또 몸매 관리와 건강에 대한 관심이 높아지면서, 매스컴에서 후프 운동에 대한 소개를 하고 있는데 과연 후프 운동이 우리 인체에 어떤 좋은 운동 효과를 주는지 너무 궁금해요. 빙빙 할배가 머릿속에 있는 상식을 펼쳐봐요."
>
> "그래 어디 보자 뇌를 한 번 깨워 보자꾸나. 후프에 대한 운동 효과 어떤 것이 있는지 사랑하는 나의 영혼이여, 뇌를 깨워봐. 후프 운동 효과에 대하여 말해봐."

후프 운동의 효과

1) 후프 허리 운동으로 변비 해소

2) 후프는 복부 마사지 효과, 코어 근육강화로 장 기능을 활성화 혈액 순환과 신진대사 촉진, 체내 노폐물 배출에 도움을 준다.
3) 바른 자세로 후프 운동 허리를 반복적으로 움직이며 체형 교정에 좋다. 반듯한 허리를 위해서 대칭을 맞춰 좌우 번갈아 가며 운동하는 것이 중요하다. 한 방향으로 오래 돌릴 경우 요통으로 이어질 우려가 있다. 후프를 이용한 스트레칭 체조는 굽은 등을 바르게 유지하도록 하는 데 도움이 된다.
4) 몸통 근육을 단련해 에너지를 소비하기 쉬운 상태로 만들어 주어 기초대사량이 증가해 다이어트에 효과적이다. 후프 운동이 직접 복부지방을 감소시키지는 않지만 20~30분 동안 반복적 허리 회전 동작으로 피하지방을 연소시키는 데 아주 효과적이다.

효과적인 운동법

1) 일주일에 4~5회, 한 번에 30분 이상 또는 격일제 운동하는 것도 효과적이다. 모든 후프 운동은 좌우 번갈아 가며 실시하는 것이 더 효과적이다.
2) 바른 자세로 돌리는 것이 중요한데, 다리를 어깨너비로 유지 돌리는 방향의 다리를 약간 앞쪽으로 놓고 체중을 실어 돌린다.
3) 후프를 돌리고자 하는 방향 반대 방향에서 허리를 비틀어 후프에 약간의 추진력을 실어 돌리기 시작하면 쉽게 돌릴 수 있다.
4) 허리를 좌우로 반동을 주는 것이 아니라 앞뒤로 움직이는 것이 중요하다.
5) 걷기, 스핀, 스쿼트, 악력, 근력, 스트레칭, 점프 운동 등 여러 가지 동작을 병행하여 실시하는 것이 균형 잡힌 자세와 몸매를 만들어 건강한 신체 조성에 도움이 된다.
6) 자신에게 맞는 후프로 땀이 날 정도로 운동하는 것이 좋다.
7) 음악이나, TV 시청 가족과 함께, 팀 단위 운동, 자연과 더불어 후프 운동을 하

는 워킹 후프 운동을 하거나 나만의 공간을 좋아하는 나홀로족은 개인 홈트레이닝 운동 종목으로도 아주 적합한 운동 종목이다.

5. 후프 운동에서 철학을 담아내다

> 😊 "빙빙 할배, 학교 다녀왔습니다."
>
> 👴 "아이구, 우리 후핑 톡. 벌써 집에 왔구나! 그래, 배고프지. 간식 좀 먹자. 뭐 먹을래? 도넛? 알았다. 할배가 우리 후핑 톡이 생각나 방금 시장에서 따끈따끈한 도넛 사 왔지 자, 같이 먹자꾸나."
>
> 😊 "빙빙 할배, 너무 맛있어. 그런데 말이야 오늘 체육 수업 시간에 이상한 것 배웠다."
>
> 👴 "뭐 배웠는데."
>
> 😊 "체육에도 철학이 있대."
>
> 👴 "그럼 스포츠에도 체육 철학이 있지. 그럼 후프 운동에도 철학이 있지. 역시 우리 손자는 똑똑해."
>
> 😊 "빙빙 할배, 후프 철학에 대하여 이야기해 주세요."
>
> 👴 "알았어요. 잘 들어봐."

철학이란 그리스 시대로 거슬러 올라가면 'Philosophy'의 'Philo'는 사랑하는, 'Sophia'는 지혜라는 뜻으로, 지혜와 사랑으로 인간 삶의 근원적이고 보편적인 이해를 추구하는 것이다.

체육 철학은 자연의 필연적 법칙 속에서 자신을 돌아보고, 인간의 본질과 인간 형성에 대하여 철학적 사고를 통해 우주에서의 인간의 존재와 체육에서 인간 형성의 공헌에 대한 심신의 문제를 철학 사상 중에서 근원적인 문제해결을 탐구하면서 지혜롭고 행복한 삶의 해법을 찾아보는 것이다.

후프 운동은 우리 삶에서 어떤 관계일까? 한마디로 표현한다면 건강한 삶의 신호탄이자 이정표이다.

철학이란 인간이라면 누구나 삶을 살아가면서 가지는 나의 철학 가치관을 말하기도 한다. 따라서 철학의 내용은 시대와 문화에 따라 달리할 수 있다고 보기에 지금까지 후프를 하면서 신체적인 면에서만 강조하였을 뿐 후프를 통해 정신적인 내면 삶과의 연속선상에 놓고 생각하지 않았으므로 후프에 대한 철학은 없었다. 하지만 현시점에서 후프를 통하여 신체적, 정신적 영역이 삶 속에서 이루어지고 있다. 따라서 후프 운동의 철학은 다음과 같다고 내 나름대로 생각한다.

후프의 형태적인 측면에서 둥근 원 모양으로 이루어져 있다는 것은 누구나 다 아는 사실이다. 이런 후프 운동은 대부분 원운동에서 시작되고 원운동으로 끝난다. 우리 인간은 우주라는 둥근 지구 위에서 둥근 태양을 보며 원대한 꿈을 가지고 행복한 삶을 위하여 자신과 우리 모두의 꿈을 이루고자 마음속으로 원하는 것을 얻으려 하지 아니하는가?

후프를 하면 내 몸이 건강해지고, 후프와 교감하다 보면 오늘 하루의 피로가 풀리면서 스트레스가 해소되고 생활의 에너지를 얻고 내일을 위하여 새로운 생각과 각오를 다짐하면서 흔들리지 않는 우리들의 인생관을 다짐하고 풀리지 않는 실타래를 풀기 위한 삶의 지혜를 찾아보려고 노력하게 된다. 이런 힘이 어디에서 오는가? 바로 후프를 통하여 삶의 에너지와 지혜를 얻을 수 있다.

후프는 원의 형태를 유지한다. Le Corbusier(1887)는 "원은 도형의 한 형태로 기하학의 대상이며, 인간의 언어이다. 인간은 기하학적인 동물이다."라고 하였다.

운동에 있어 원에 관한 연구들도 있다. 또한 예술에 있어서 원이란 서동주(1985)는

"원에 내재한 상징의 의미는 원이 삶의 전체성을 나타냄으로써 우리의 관념 속에서 신성하고 우수한 형태로 이해되어 있다."라고 하였다.

최성혜(2004)는 "생명력의 이미지와 대상적 존재의 근원적이고 초 원적인 생명력"이라 했다.

한석우는(2006)는 "원은 동서양을 막론하고 보편적인 의미를 가지는 상징형식으로 인간 의식의 초기 상태인 원시사회로부터 현대에 이르기까지 영원과 양극의 합일, 완전이라는 의미로 발전되어 왔다"라고 했다.

예술적인 측면에서 이혁진(2007)은 "원은 그 자체로 무한한 공간감과 완전함을 느끼게 하며 곡선의 부드러움과 단순성을 보이는 동시에 다른 선이나 형상과 함께 사용하면 무한한 움직임을 가지는 동적인 형태를 가지는 것이 특징이다."라고 표현했다.

종교적인 면에서의 원이란? 이경미(2007)는 "원은 고대부터 신의 상징, 인간의 정신세계 등의 의미로서 상징되고 있다. 이렇게 원은 우리의 생활과 철학 속에 깊이 연결되어 있다." 했다.

원은 우리가 이 지구상에 태어나기 전부터 이미 구성되어 있었고 우리의 삶 속에서 늘 우리와 함께 살아오고 있다.

스포츠의 역사는 인류 역사였다. 정치, 경제, 사회, 문화, 예술 등 모든 문화는 스포츠와 함께 발달해왔다.

스포츠의 탄생, 고대 올림피아제전부터 중세와 르네상스 시대, 현대 올림픽까지 보면 원과 스포츠는 공생관계라고 사료된다. 고대 원형경기장, 현대의 올림픽 스타디움의 원형, 메달, 월계관, 올림픽의 상징인 오륜마크 스포츠 운동 종목에서 보면 축구공, 농구공, 배구공, 야구공, 골프공, 테니스공, 당구공, 볼링공, 족구 공, 탁구공, 리듬체조 후프 종목 등이 있고, 생활 속에는 동전, 쟁반, 도넛, 피자, 동그랑땡, 바퀴, 비눗방울, 자연에서는 태양, 보름달, 우주, 지구, 수학에서는 도형의 원, 숫자 영, 각 나라의 국기에서의 원으로 그려진 국기, 우리 인간의 마음속에서는 원대한 꿈, 포부, 크기가 있다. 또한 나는 당신을 이만큼 사랑한다는 것을 양팔 벌려 원의 형태로 그려 자신의 마음에서 더 이상 표현할 수 없는 숫자를 몸짓으로 커다랗게 원으로 표시하지 않는가? 이처럼 우리는 원과 함께 살아오면서도 원의 중요성을 느끼지 못하고 표현을 안 했을 뿐 원은 우리 인간과 떼려야 뗄 수 없는 공생관계이다. 또한 외국어를 몰라도 긍정적인 대답으로 만사 'OK'라고 말하면서 손가락으로 동그라미를 표현하는 것은 누구나 다 알아듣는 세계만국어이다. 이처럼 '원', '동그라미'의 의미는 우리 삶 속에서 더불어 살아가고 있다.

우리는 원과 더 친숙해지고 함께하기 위하여 매일 후프와 함께 놀고 있지 않은가? 우리는 후프를 통하여 신체적, 정신적으로 조화를 이루는 삶의 지혜를 터득하고 있기에 후프는 우리에게 인생의 철학을 담아내고 있다. 따라서 후프 운동을 통하여 시작도 끝도 없는 무한한 도전과 열정으로 추락하지 않는 행복한 삶의 에너지를 찾아, 회전 속에서 원 에너지와 삶의 지혜를 얻고자 후프 운동에서 삶의 가치를 더해가는 철학을 담아내고 있다.

따라서 후프 운동은 인체 중심 근육(Core(kɔːr))의 핵심(Muscle(mʌsə):근육 힘)인 복부, 등, 허리 등을 리듬감 있게 인체의 축을 중심으로 원운동을 하는 것을 통해, 또 비상의 욕구를 통해 에너지를 얻는 운동이다.

후프는 다른 어떤 운동보다 인체의 관절을 활용한 원운동으로 발, 무릎, 허리, 가슴, 목, 손목, 손을 비롯한 모든 부위를 다 사용할 수 있는 인체공학적 운동이자, 원운동을 통해 우주 만물의 에너지를 얻는 운동이다. 후프 운동이야말로 우리 삶의 연속성에서 영원한 지혜의 샘을 얻고, 후프와 인체의 조합으로 뇌를 깨워 공감의 원 에너지를 만들어 내어 후프 철학으로 담아내고 있는 것이다.

Ⅲ

후프의 성질과 선택 그리고 다양한 방법들

1. 후프 재질과 규격을 아시나요

규격(cm)	굵기(cm)	중량(g)	대상	재질
50~76	1.8~2.2	180~220	유아, 어린이	PE, 합성섬유, 실, 원사, ABS, STEEL, PP, PVC, 나무, 쇠 등
83~90	2.2~2.4	260~290	어린이 초등	
96~106	2.5~2.9	380~410	초중고, 성인	
106~	2.5~2.9	410~	중고, 성인	

형태	색상	효능	프리사이즈
조립형, 고정형, 매끈형, 돌기형, 꽈배기형, 조절형, 원통형, 조립형,편평형	LED 후프 스마트 후프 단색, 혼합색, 맞춤형 (테이프 사용)	혈액 순환, 지압, 다이어트 근력 강화, 유산소 운동, 복부, 장, 힙업, 유연성, 균형미, 집중력, 창의성, 공간지각능력, 근육이완, 바른 자세 유지, 오십견, 치매 예방, 지구력, 심폐지구력, 뇌를 깨우는 운동 시간, 횟수	개인별 체형에 맞게 개인 제작 종목별 사용 방법에 따라 자체 제작 사용
고정형, 맞춤형중량(좌석,추, 구슬 등)두께 2,2~3,2,8cm 기능 지압, 칼로리LED 픽셀 훌라후프 댄스, 피트니스, 쇼 및 기타 공연을 위한 것			

2. 후프 마니아들의 후프 제작

후핑 톡은 빙빙 할배에게 후프가 마음에 들지 않는다고 하소연한다.

> 😀 "할배 학교에서 후프를 요즘 배우는데 후프 크기가 다 똑같은데 우리 친구들은 다 체형이 다르잖아. 후프를 다른 아이들보다 더 잘하고 싶은데 후프가 자신의 체격에 사이즈가 맞지 않아 실력을 발휘할 수가 없을 뿐만 아니라 상당히 불편해. 빙빙 할배, 이 문제를 해결 방법이 없을까요."
>
> 👴 "아이고 우리 손자 녀석, 후프 잘하고 싶은 거지. 그럼 이 할배가 후핑 톡에게 딱 맞는 후프를 하나 만들어 주지. 제작하는 과정을 잘 들어봐."
>
> 😀 "야 신난다."

후프를 제작하는 이유는 다양한 후프를 원하거나, 자신의 체격에 맞는 후프를 선택하고 싶거나 후프의 사용 용도에 따라 제작하여 소리나 중량을 늘이기 위해서이다. 후프를 제작하는 과정에 대해 알아보자.

> **준비물**
> - PVC 파이프, 온수 보일러 배관 파이프, 폴리프로 재질 파이프 등
> - 헤어드라이어, PVC 건조지, 절단기, 톱, 사포, 리벳 못과 건,
> - 연결 커플링(고정형), 스프링 커플링(분리형)

고정형 후프와 분리형 후프 두 가지로 구분하여 설계

1) 후프 용도를 생각하기
2) 후프 사이즈에 따라 PVC 파이프 구입
3) 후프 직경에 따라 줄자를 이용해 절단 위치를 표시
4) 절단기, 톱 등 사용 시 절단 부위가 바르게 절단되도록 신경 써야 한다.
5) 세제를 사용하거나 기타 티슈를 사용하여 파이프 겉면 이물질을 잘 닦아준다.
6) 커플링을 끼우기 전에 파이프 건조기를 사용하여 가열시킨 후 커플링을 끼운다.
7) 건조기 사용 시 파이프 변형이 되지 않도록 조심하고 특히 손에 화상을 입지 않도록 주의해야 한다.
8) 파이프 건조기가 없으면 드라이기를 사용해도 된다.
9) 커플링은 양쪽 파이프 절반씩 들어가도록 길이를 보면서 밀어 넣는다.
10) 양쪽 부분이 매끄럽지 않으면 사포질하면 된다. 그 부분을 덕트테이프로 잘 붙인다.

※ 어린이들이 후프 제작 시 보호자 및 지도자가 안전에 유의하도록 해야 함.

3. 후프 그립 감기

> 😊 "빙빙 할배가 만들어 준 후프를 이용하여 체육 수업 시간에 후프를 돌리다 보니 너무 잘되어 친구들이 한 번씩 해보자고 난리였어. 할배 고마워. 그런데 빙빙 할배 문제가 생겼어! 후프 운동을 열심히 하다 보니 손에 땀이 많이 나, 후프 연기 중에 후프가 미끄러워. 중간중간 실수해. 빙빙 할배 어떡해."
>
> 👴 "후핑 톡 좋은 수가 있어."
>
> 😊 "그게 뭔데."
>
> 👴 "우리 손자 녀석을 위하여 후프에 그립을 감아 미끄럼을 방지하고, 동시에 우리 후핑 톡이 좋아하는 색으로 감아 후프의 미적 감각을 살려 보자꾸나."

후프 그립은 사용 용도에 따라 테이프를 구입하여 후프에 테이핑하여 사용한다. 땀을 흡수하고 미끄럼을 방지하기 위하여 배드민턴이나 테니스 땀 흡수 미끄럼 방지 그립 테이프를 감아 사용하면 좋다. 또는 후프 도구를 아름답게 꾸미기 위하여 다양한 색상의 테이프를 활용하여 후프에 감아 사용하면 된다.

준비물

- 개퍼테이프, 전기테이프, 스카치테이프, 스파클테이프, 덕트테이프, 반짝이테이프 등

> "자신의 취향에 맞는 색 테이프를 이용하여 후프에 그립을 감아 보자 색 테이프를 후프에 감는 방법을 잘 보도록 해 그립 감는 방법으로 먼저 이음새 부분에 몇 번 감고 대각선 방향으로 감아가는 것이 좋아 할배가 하는 방법을 잘 보고 다음에 후핑 톡이 직접 해보거라."

나만의 후프를 꾸며 보자

두 개의 줄무늬 사탕 지팡이 모양을 원한다면 전기 테이프와 덕트 테이프를 이용해 테이핑한다. 또 다른 하나는 스파클(Sparkle)로 약간의 반짝이와 그립 테이프 또는 개퍼 테이프를 사용한다. 너무 얇은 테이프를 사용하거나 접착력이 약한 테이프를 사용하면 물체에 부딪힌 경우에 혹은 몇 번의 기술적인 손동작에 의해 쉽게 망가질 수 있다.

■ **테이프 구입 시 유의점**
1) 너무 부피가 크지 않은, 튼튼한 테이프나 전기 테이프
2) 자신이 좋아하는 색상 두 가지를 먼저 고르고, 이때 반짝이를 사용할 것인지도 고민해 본다.
3) 전기 테이프나 금속성 테이프로 먼저 시작한다. 후프 테에 테이핑할 때 간격이 중요하다. 테이핑하면서 처음 시작할 때 각도가 약간 이상하게 느껴질 수 있고 몇 번 다시 해야 할 수도 있어 한 번쯤 연습을 해본다.
4) 스파클 테이프에는 종이 뒷면이 없기 때문에 작업하기가 조금 쉽다.
5) 테이핑하면서 롤을 길게 하는 것보다 적당한 길이로 후프 테와 가깝게 일정하게 유지하는 것이 좋다. 너무 길게 하면 거리를 맞추는 등의 작업을 할 때 엉킬 수

있다.

■ 테이핑 방법

1) 처음 테이핑 부분은 후프 연결 부분에서 시작하는 것이 좋다.
2) 오른손으로 롤을 풀면서 이동하고 왼손 엄지로 테이핑을 누르며 공기 방울이 생기지 않도록 잘 밀착시킨다.
3) 왼손 엄지로 밀착시키고 나면 오른손으로 롤을 풀고 왼손 검지로 테이프를 잡아주며 왼손 엄지로 밀착시킨다.
4) 매끄럽게 유지하는 것을 잊지 말고 테이프를 밀착시키면서 테에 기포가 생기지 않도록 집중해야 한다.
5) 간격이 맞는지 확인하고 두 번째 테이핑할 테이프를 한 번 붙여 보고 간격이 맞으면 계속 작업을 이어 간다.
6) 끝부분이 가까워지고 마무리할 준비가 되면 간격에 신경을 쓰고 마무리를 짓는 것이 아니라 잘 풀리지 않도록 3~4바퀴 정도 겹쳐 테이핑한다.
7) 다음 두 번째 색상의 테이프로 테이핑 작업을 한다. 두 번째 테이핑은 안전하게 하기 위하여 테이프와 테이프 사이 틈이 생기지 않도록 집중하여야 한다.
8) 두 번째 테이프가 마무리되면 딱 맞게 자르지 말고 테이프가 벗겨지지 않도록 3~4번 겹쳐 감는다.
9) 테이핑하다가 모자라면 이어 실시하되 겹쳐서 시작하고 나선형으로 계속 이어 가면 된다.
10) 마지막 마무리를 짓는 부분은 잘 풀리지 않도록 접착테이프로 감는다.

4. 후프 고르기

   키, 협응력, 체력 수준 및 기술의 난이도에 따라 적합한 후프를 골라 사용해야 한다. 미끄러운 후프는 마찰력이 적어 후프에 개퍼 테이프를 감아 덜 미끄럽게 하여 사용하면 훨씬 후프를 잘 돌릴 수 있다.

- 대자 후프 직경 105cm 크기의 필러 후프, 초보자 사용이 적합
- 중자 후프 직경 95cm
- 소자 후프 직경 85cm 스피드 후프

> "빙빙 할배 후프를 잘하지 못하는 초보자로서 어떤 후프가 적합해요?"
>
> "후핑 톡 너처럼 후프를 잘 못하는 사람은 말이야, 후프 선택이 가장 중요하지요. 초보자라면 어떤 크기를 선택해야 할까? 어디 보자."

   초보자는 자신의 배꼽에서 가슴 사이에 오는 큰 후프를 사용하는 것이 좋고, 보통 외국에서는 재질이 Poly pro(폴리 프로는 따뜻한 기후에 좋다)인 후프를 선호하는 사람들이 많아. 청소년이거나 체력이 좋고 젊을수록 조정력이 좋다. 따라서 아주 날씬하다면 작은 사이즈(81~91cm, 약 32~36인치)의 후프를 선택해야 한다. 일반적인 후프 운동으로 후프 무게가 400~900g이 적당하지 너무 무거운 후프는 척추, 장기에 좋지 않

다.

무게가 약간 나가는 후프는 댄스와 피트니스 후프 운동에 적합고 후프 운동을 하면서 어떤 트릭을 하느냐에 따라 후프 크기와 무게는 약간의 차이가 있을 수 있다. 여러분들이 후프를 직접 사용해보고 자기 몸에 알맞은 것을 선택하거나 아니면 직접 제작하여 사용하는 것이 바람직하다.

5. 한눈에 펼쳐보는 후프 종목

구분	종목		비고
후프 공연	버스킹		머리, 목, 가슴, 허리, 무릎, 발목, 손목 팔 등 신체 부위를 이용한 동작 던지고 받기, 돌리기, 굴리기, 만들기 등
	서커스		
	프리스타일		
	매스 게임		
후프 경기	레크게임(개인, 단체)		
	후프 컬링	개인 단체	
	후프 굴렁쇠		
	후프 달리기		
	후프 링 던지기		
	후프 플라잉		
	후프 댄스		
후프 챌린지	기네스북 도전		
	개인 기록 도전		

구분	종목	비고
건강 후프	후프 다이어트	머리, 목, 가슴, 허리, 무릎, 발목, 손목 팔 등 신체 부위를 이용한 동작 던지고 받기, 돌리기, 굴리기, 만들기 등
	후프 요가	
	후프 댄스	
	후프 피트니스	
	듀얼 태스킹 후프	
	후프 기체조	
	후프 노화 예방	
	직장인을 위한 후프	
트레이닝 후프	후프 점핑	머리, 목, 가슴, 허리, 무릎, 발목, 손목 팔 등 신체 부위를 이용한 동작 던지고 받기, 돌리기, 굴리기, 만들기 등
	후프 리듬 스텝	
체조 후프	후프 리듬 체조	
	후프 스트레칭	
멀티 후프	여러 개 후프 사용	
후프 보조 운동	학교 체육 수업 전 몸풀기 후프로 다양한 종목 기초 연습	후프와 테이프 결합으로 상상 모형 개인, 단체활동
창의 후프	큐브, 동물, 꽃, 글자, 건물, 상상 입체형 모형 만들기	
공동체 후프 운동	후프 그룹 운동	상호소통과 협력으로 도전 과제 해결
장애인 후프 운동	장애인 후프 운동	의자와 휠체어 앉아 운동하는 방법
유아 후프	유아 후프 운동	신체적, 인지적, 창의적, 두뇌 발달
쌍 후프	쌍 후프 운동	협응성, 신체 균형 발달

III

건강해지는 다양한 후프 운동법

1. 건강과 후프 운동

😊 "빙빙 할배."

👴 "왜 불러, 후핑 톡."

😊 "최근 들어 학교에서도, 공원에서도 사람들이 모여 운동하는 모습을 보면 후프 운동을 많이 하는 것 같고 음- 심지어 매스컴에서도 자주 후프 운동에 대하여 방영하는 것 같은데 후프 운동이 건강과 어떤 관계죠."

👴 "역시 우리 후핑 톡, 눈썰미가 있구나! 건강과 후프 운동은 밀접한 관계가 있지 왜냐하면 '건강=후프 운동'이고, 후프 운동으로 건강해지니까? 후핑 톡 지금부터 하는 이야기 잘 들어보렴. 요즘 나이를 불문하고 운동을 많이 하는데 건강에 그만큼 관심을 가지고, 건강을 유지하기 위하여 비타민, 건강 기능 식품, 운동 등을 통해 많은 관심과 노력을 기울인다. 특히 요즘 정신적인 건강을 찾아 행복감을 느끼는 사람도 점차 증가하고 있어. 따라서 이 두 가지 요건을 갖추기 위하여 자신의 신체활동을 통해 내 몸에서 흘려보내는 땀방울과 희열, 성취감은 말할 수 없는 건강 호르몬이 아닌가? 그 짜릿함이 행복으로 이어진다는 사실. 100세 시대의 활동적인 삶을 위해, 자기 주도적 건강한 삶을 향유하기 위한, 신체 움직임 활동을 1인 1기 운동으로 습관화한다면 100세 인생을 좀더 건강한 삶, 행복한 삶, 즐거운 삶으로 영위할 수 있을 것이야."

😊 "빙빙 할배요, 신체활동을 통하여 건강해진다는데 건강이란 어떤 의미일까요?"

👴 "어디 보자, 건강의 정의부터 알아볼까? 컴퓨터 켜보거라."

😊 "네."

👴 "후핑 톡, 손자가 직접 건강의 정의에 대하여 한번 검색해보렴."

😊 "표준 국립국어원의 표준국어대사전에는 건강을 이렇게 정의하고 있네요. 건강이란 '정신적으로나 육체적으로 아무 탈이 없고 튼튼함 또는 그런 상태'라고 합니다."

👴 "이 녀석 체육 수업 시간에 건강에 대하여 안 배웠어."

😊 "아, 이제 생각났어요."

👴 "형광등 불빛 아래에서 공부를 너무 많이 했구나. 이렇게 깜박깜박해."

😊 "빙빙 할배 옆에 있으니 머리가 빙빙 돌잖아요."

👴 "아주 내 손자 아니랄까봐, 으흠. 우리 후핑 톡 손주 녀석 어디 잘 알고 있는지 테스트 한번 해볼까? 건강의 의미를 한번 말해 보렴."

😊 "세계보건기구(WHO)에서 말하는 건강이란 '단순히 질병이나 허약함이 없을 뿐만 아니라, 신체적, 정신적, 영적, 사회적으로 완전히 안녕한 역동적 상태이다.'"

👴 "아이고 우리 손주 녀석 잘 알고 있구나. 건강한 사람은 늘 생각 자체가 긍정적이지."

😊 "할배 긍정적이란 어떤 의미인가요."

👴 "불평보다 감사하게 생각하고, 상대방을 X보다 ○쪽으로 믿음을 가지는 것으로 긍정적인 생각을 자꾸 하면 매일 좋은 일이 자신을 포함하여 주변에서 일어난단다. 그래서 우리 주변에 좋은 일만 일어나기를, 늘 긍정적인 사고와 행동으로 행복 바이러스를 퍼뜨려 모두가 행복해지기를 바라야 해."

😊 "빙빙 할배, 그럼 안녕이 어떤 뜻인가요."

👴 "친구와 만나거나 편지를 쓰거나 안부 인사 문자를 보내면서 안녕하세요. 인사말을 하는 것이 아 아무 탈 없이 편안하게 잘 있는 것을 의미한단다."

- 😊 "아, 이제 건강의 의미를 잘 알았어요."
- 👴 "이 세상을 살아가면서 가장 중요한 것이 무엇인지 아니?"
- 😊 "네, 건강이잖아요."
- 👴 "그래, 부와 명예 모든 것이 있어도 건강을 잃어버리면 아무 소용이 없단다. 후핑톡."
- 😊 "건강의 사전적 정의에 따르면 우리 가족 모두 건강한 사람일까요?"
- 👴 "건강을 지키기 위하여 어떤 습관이 필요할까? 건강을 위하여 적절한 운동과 균형 잡힌 식단, 그리고 휴식과 수면이 중요하고 특히 금연, 금주, 바른 자세 유지가 더욱 요구된단다."
- 😊 "빙빙 할배, 그럼 우리 건강한 가족을 위하여 후프 운동을 가르쳐주세요."
- 👴 "알았다, 그럼 기본 동작부터 배워 보자꾸나."

2. 쉽게 따라하는 초보자 후프 돌리기 요령

(1) 리듬 타기

- 편안한 발을 한발 1보 앞으로 내딛는다.
- 코어 힘으로 배를 앞 뒤로 리듬 타기
- 목에 테니스 공으로 목걸이를 만들어 배꼽 위치에 공이 오게 한다.
- 코어 힘으로 배를 앞 뒤로 리듬 타면서 공을 밀어낸다.
- 리듬을 타면서 자연스럽게 허리 반동을 익히기

(2) 복장과 후프 선택

- 가능하면 자신의 신체 사이즈에 알맞은 옷이 좋고
- 후프 바닥에 놓았을 때 자신의 배꼽까지 오는 큰 후프를 선택
- 겨울에는 겉옷을 벗는 것이 좋다.
- 신발은 운동화를 착용

(3) 타이밍 익히기

- 제자리에서 어깨너비로 발의 스탠스 유지
- 리듬을 타지 않고 허리 축으로 후프를 양손으로 돌려보기
- 후프가 배와 등에 닿는 느낌을 느껴본다.
- 허리를 좌, 우로 비틀어 돌리고자 하는 방향으로 허리를 움직이는 동시에 양손으로 후프를 돌려 추진력을 보내기
- 허리를 축으로 양손으로 돌리면서 코어 힘으로 배를 앞뒤로 리듬을 타본다.
- 허리를 비틀고 양손으로 돌리고자 하는 방향으로 후프 회전을 주면서 종종걸음으로 제자리에서 돌아 회전력을 준다.
- 후프가 허리에서 엉덩이로 내려가는 순간 떨어지지 않도록 후프에 추진력을 주기 위해 엉덩이를 좌우로 빠르게 돌려 후프가 상승하게 만들어본다.

(4) 팔 동작

- 양팔은 가슴 근처에서 손을 포개어 자연스럽게 유지
- 양팔 위로 뻗어 올려 리듬 타기
- 양팔 옆으로 뻗어 좌, 우 나란히 자세로 리듬 타기

(5) 응용 동작

- 제자리에서 후프 돌리며 몸을 360도 돌아 후프에 추진력 주기
- 후프를 돌리며 걸어 보기

- 후프를 돌리며 뛰어 보기
- 후프를 돌리며 양손으로 박수 치기
- 후프를 오른쪽으로 한 번 왼쪽으로 한 번씩 번갈아 가며 돌려야 허리가 비틀리지 않고 신체 균형을 유지 할 수 있다.
- 다이어트 목적으로 과도한 중량의 후프 사용은 삼가는 것이 좋음.
- 후프 운동 전, 후 준비, 정리 운동과 스트레칭을 해야 한다.
- 임신 중이거나 허리 통증, 엉덩이 골반 이상이 있는 사람은 후프 운동을 삼가야 한다.

(6) 후프 맞춤형 돌리기

- 후프는 코어에 힘을 주어 배를 앞뒤로 반동과 리듬을 타면서 실시한다.
- 후프를 돌릴 때 앞뒤로 반동을 주지 않고 좌우 허리를 돌리는 경우 자신의 신체 리듬에 맞으면 그렇게 돌려도 된다.
- 후프를 따라 원으로 같이 허리를 돌리는 것이 편안하고 잘되면 그렇게 돌려도 된다.
- 단 후프를 앞뒤로 반동과 리듬을 타지 못하면 돌리는 것에 익숙해질 뿐 복부 지방을 제거하는 데는 효과가 떨어진다.
- 자신의 맞춤형으로 돌리는 것보다 S라인을 위하여 앞뒤로 익숙하도록 연습하는 것이 더 효율적이다.

(7) 기본 격리

후프는 공중에 떠 있고 손을 움직여 후프를 제자리에서 회전하게 하여 우리의 눈을 착시현상을 일으키는 동작을 말한다.

- 정면에서 한 손으로 후프 아랫부분 안쪽 테를 감싼다.
- 손등 하늘 방향으로 잡는다.
- 팔을 옆구리에 밀착되게 아래로 뻗는다.
- 팔꿈치 손보다 높게 위로 올려 굽힌다.
- 11시에서 후프를 놓고 1시 방향까지 손등 위에 후프를 올려 이동한다.
- 2시 방향에서 팔을 쭉 뻗어 후프를 잡는다.
- 후프 궤도를 따라 6시 방향으로 내린다.
- 한 손 격리 동작은 6시를 기준으로 하여 3시와 11시 평형을 이루어 역삼각형 형태를 유지하는 것이 좋다.

(8) 양손 격리

- 후프 정면 아래 양 손등 위로 하여 후프 안쪽 테를 잡는다.
- 양손을 좌우 궤도를 따라 움직여 원을 바르게 유지한다.
- 오른손 엄지를 따라 궤도를 그리며 6시에서 12시
- 12시에서 왼손을 잡고 다시 6시 궤도를 따라 내려온다.
- 6시에서 양손 잡고 3시에서 손 교대 12시에서 왼손 중심 9시에서 손 교체
- Whirlpool 소용돌이 몸 앞에서 소용돌이처럼 손, 손등, 손바닥을 휘저어 후프를 돌린다.

(9) 수평 격리

■ **투 핸드 아이솔레이션(Two hand Isolation)**
- 후프 정면에서 후프를 양손으로 잡는다.
- 좌측 또는 우측으로 연필 잡는 그립으로 후프 궤도를 따라 이동한다.
- 팔을 굽혀 펴면서 회전한다.
- 몸의 방향과 다리를 부드럽게 리듬을 타면서 격리 동작 실시

■ **원 핸드 아이솔레이션(One Hand Isolation)**
- 투 핸드 아이솔레이션 동작에서 시작한다.
- 좌. 우 이동 시 손가락 끝으로 궤도를 회전한다.
- 이어 돌아오면서 손등으로 후프를 고정 손가락 끝으로 회전

■ **푸싱 아이솔레이션(Pushing Isolation)**
- 한 손으로 연필 잡는 그립으로 손가락 끝 사용
- 후프를 가볍게 잡고 손목을 이용 좌측으로 민다.
- 후프를 잡고 손목 사용 우측으로 손바닥이 뒤쪽으로 향하게 수평을 유지하며 민다.
- 응용 동작으로 좌, 우, 위, 아래 등 멋진 폼으로 공간에 후프를 이동시켜 그림을 그려나간다.

■ **슬라이딩 푸싱 아이솔레이션(Sliding Pushing Isolation)**
- 정면에서 후프 아래 안쪽 테를 손으로 감싸 잡는다. 손등 천장 방향
- 좌측으로 팔을 뻗어 45도 방향으로 후프를 밀어 던진다.
- 팔을 쭉 뻗는 동시에 후프를 놓고 빠르게 1시 방향으로 후프가 손등을 타고 회

전하면 11시 방향에서 후프를 잡고 6시 방향으로 내린다.
- 팔을 쭉 뻗은 직선 상태에서 후프를 수평으로 끌고 원위치 동작

3. 후프 피트니스

> 😀 "빙빙 할배, 가끔 보면 피트니스 센터 피트니스 어쩌고저쩌고하는데 피트니스가 뭐야?"
>
> 👴 "우리 손자 후핑 톡은 궁금한 것도 많구나! 피트니스란 말이야 원래 "피지컬 피트니스(Physical Fitness)"라고 말하지. 이것이 의미하는 것은 운동을 통하여 건강한 신체를 만들어내는 것이고, 요즘 현대인들이 건강에 관심이 많고 건강을 지향한다는 뜻을 내포하는 것으로 건강 관련 스포츠 강사나 센터에서 많이 활용하고 있지. 외국에서 보면 후프 교사나 강사 스포츠 전문 센터에서 후프 피트니스라고 일컬어지고 있단다."

현대사회는 스마트 자동화 시대이고, 좌식 생활로 신체활동이 줄어들고, 서구화된 음식문화로 성인병과 질병에 노출되어 비만 인구가 증가함에 따라 건강과 몸짱, 체형 관리에 관심이 많아져 건강과 체력 향상을 위한 실내에서의 에어로빅, 댄스, 수영, 요가 등 다문화적 종합 체육시설인 피트니스 시설이 인기가 있다. 피트니스 시설을 이용하는 고객에게 전문적인 서비스 제공과 체계적이고 과학적인 운동 방법 등 상담을 통하여 건강 관리 유지를 위한 만족도를 높이는 동시에 최신 시설을 도입하여 다른 체육시설과 차별화를 시도 경쟁적으로 고객을 유치하고 있다.

피트니스 센터의 일부 운동 종목인 후프 피트니스는 체력 향상과 건강 관리를 통하여 균형 잡힌 신체활동의 운동 효과를 향상시킬 수 있다.

몸풀기 1

1. 스미어 동작 천천히
2. 양손 후프 잡고 앞 다리 차올리기
3. 양손 후프 잡고 스쿼트
4. 양손 후프 잡고 운전, 허리 비틀기
5. 양손 후프 잡고 머리 위로 뻗고 허리 비틀기
6. 양손 후프 잡고 머리 위로 뻗고 발목까지 내리기 반복 동작
7. 후프 조깅 번갈아 뛰기
8. 후프 오른손과 왼손 번갈아 핸드롤
9. 허리 주변 헬리콥터
10. 제자리 돌며 동전 돌리기
11. 8자 앞 돌리기
12. 8자 역회전 돌리기
13. 역회전 후프 점프

몸풀기 2

1. 허리 좌, 우 번갈아 돌리기
2. 격리 동작
3. 후프 양발 모아 뛰기
4. 후프 폴드 접기
5. 후프 번갈아 엇걸어 뛰기
6. 후프 바닥에 놓고 양발 모아 인, 아웃 스텝
7. 후프 십자 뛰기
8. 후프 복근 상복근, 하복근 강화
9. 후프 스트레칭

몸풀기 3

후프 가능하면 큰 사이즈 사용, 리버스 핸드롤(Reverse Hand Roll)을 하면서 시작
몸을 돌리면 엄지손가락을 위로 4개 손가락 모아 펴고 후프를 보면 아래로 내려가야 한다.
핸드롤 뒤로 돌리기

1. 손등에 후프가 닿으면 앞에 공간이 열림
2. 손바닥 펴면서 뒤쪽으로 손등 위에 후프 얹어놓고 뒷부분으로 후프 잡고 엄지 아래 방향
3. 앞쪽에 공간이 열린다.
4. 오른발을 후프에 넣는다.
5. 오른손 엉덩이 뒤 왼손 엄지 아래 손바닥 밖으로 향하게 훌라 잡는다.
6. 왼손으로 원호를 그리며 앞으로 돌리면 공간이 열리고 왼발을 넣는다.
7. 후프를 왼손에서 핸드롤하여 뒤로 돌리고 양발을 모아 선다.
8. 왼발이 들어 있는 상태에서 오른쪽으로 후프를 이동시켜 연속동작으로 보이게 한다.

4. 후프 기체조

> 😊 "빙빙 할배, 후프 기체조도 신체적 건강뿐만 아니라 정신적인 건강의 의미도 있지 않나요."
>
> 👴 "후핑 톡 너 정말 똑똑하구나! 오늘 후핑 톡과 함께 한 번 경험해볼 운동은 신체활동을 하면서 마음을 수양할 수 있는 후프 운동인 후프 기체조란다."
>
> 😊 "빙빙 할배, 뜸 들이지 말고 빨리 가르쳐 죠잉."
>
> 👴 "그럼, 어디 보자."

현대사회의 급속한 산업화로 스마트, 인공지능, 로봇 등 최첨단 장비가 생겨 생활이 편리해지면서 생활방식 및 생활 습관의 변화가 일어나 신체활동이 점차 줄어들어 비만, 당뇨 등 신체 질환과 각종 스트레스로 인한 질병이 증가하는 추세이다. 건강한 100세 시대를 위하여 건강한 신체와 정신을 만들어 가기 위한 후프 기체조의 중요성이 요구된다.

기(氣)의 의미와 후프 기체조의 운동 효과에 대하여 알아보고 기운동을 통하여 신선한 에너지를 만들어 나가도록 하자.

기는 농경사회와 깊이 연관되어 있고 기상과 계절의 변화를 나타내는 것으로 천기와 지기로 우주적 생명력을 말하며, 한의학에서는 기를 생명 유지의 기본 요소로 인식

한다.

질병은 기가 순조롭게 체내에 순환되지 않아 생기는 현상이다.

기는 매우 활력이 강해 몸을 따뜻하게 하여 혈액 순환을 원활하게 하고, 우리 인체의 신진대사와 순환을 원활하게 하기 위한 주도적인 에너지의 힘이다. 기(氣)는 음과 양으로 구분하며, 음은 음식 섭취를 통해, 양기는 태양열과 같은 에너지를 통해 음과 양의 조화를 이루어 건강을 유지할 수 있다. 호흡과 신체활동을 통하여 기를 보충하여서 혈액이 원활하게 순환하게 함으로 질병을 예방하여 건강을 유지할 수 있기에 후프 운동을 통하여 기를 원활하게 보충해야 한다. 기를 받아들이기 위하여 호흡의 중요성을 인지하여야 한다.

호흡 횟수에 따라 수명이 달라진다. 미국 생명과학연구소에 의하면 거북이는 분당 2~3회 호흡으로 250년에서 300년까지 수명이 연장된다. 코끼리는 분당 5~6회 호흡으로 150~200년을 산다. 사람은 어떨까? 분당 15~20회 70~100년을 살아간다. 우리가 좋아하는 반려동물인 개는 분당 호흡을 80~95회로 15~20년 동안 생명을 유지한다. 이처럼 호흡이 인체에 미치는 영향이 대단하다. 요즘 미세먼지가 인체에 치명적인 영향을 주고 있다. 어떤 환경에서 어떻게 호흡하는가에 따라 건강에 치명적인 영향을 준다. 호흡은 우리 인간의 피부를 좋게 하고 머리를 맑게 하여 숙면에 도움을 주며 심혈관을 깨끗하게 하므로 건강에 많은 영향을 준다. 따라서 운동에 맞는 적절한 호흡은 건강을 유지하고 생명을 유지하는 데 많은 영향을 준다.

운동을 통하여 힘을 주면서 근육이 수축하고 압력이 높아진다. 운동하면서 올바른 호흡 방법으로 복부의 압력을 유지하면서 천천히 호흡을 내뱉어주어 코어 근육을 강화시켜 주므로 코어 근육은 호흡과 연관이 있고, 코어는 척추와 연관이 많아 균형 잡힌 신체와 교정 항상성 유지 등 중요한 역할을 한다.

현대인의 신체활동 감소는 우리 몸과 자율신경계의 불균형을 가져온다. 자율신경

계는 신체의 기능을 자율적으로 조절하는 신경계로 교감과 부교감 신경으로 구성된다. 교감과 부교감신경은 활성과 억제의 반대기능이 항상성 유지를 위한 길항작용을 한다. 우리가 일상생활 속에서 신체적, 정신적으로 여러 가지 스트레스를 받으면 길항작용이 제대로 기능을 발휘하지 못하여 생명 유지 활동과 항상성 유지가 잘되지 않아 신체나 정신적으로 피로를 느껴 비만, 불면증이 생길 수 있고 심장에 부담을 증가시켜 이상 증상을 보일 수 있다.

꾸준한 신체활동 즉 유산소 운동 및 근력 운동으로 단련된 건강한 사람은 이른 시일 안에 신체 구성의 균형을 유지 및 증진할 수 있다.

기체조는 신체활동을 통한 호흡법으로 한정된 공간에서 효율적인 호흡을 하고 신체 운동을 하여 신체와 정신적으로 삶의 질을 높일 수 있는 건강한 운동요법이다.

후프 기체조는 동작에 따라 호흡하므로 낮은 강도로 신체에 부담을 주지 않아 부상을 예방할 수 있고, 누구나 쉽게 따라 하고, 습관화할 수 있는 운동으로 모든 연령층에 적합한 운동이다.

후프 기체조는 호흡과 후프 운동으로 코어 근육을 강화하는 운동으로 우리가 힘을 주면서 근육이 수축하고 압력이 높아져 복부의 압력을 유지하기 위해 천천히 호흡을 내뱉어 심신 안정에 도움을 주어 스트레스와 긴장을 해소하고 심폐기능과 순환기능까지 긍정적인 영향을 주고 신체 조성과 자아존중감에 도움이 되기에 후프 기체조에 대한 몇 가지 기본 동작을 소개하고자 한다.

1 후프를 바닥에 놓고 편안한 자세로 앉는다.
2 양손을 가볍게 후프 위에 올린다.
3 호흡을 가다듬고 코로 깊이 숨을 들이쉬면서 붉은 태양에너지가 코-목-가슴-배로 유입 에너지 기가 뇌를 깨워 깊은 숨을 입으로 내뱉는다. 회전하는 후프 원 운동에너지가 우주의 따뜻한 기 에너지로 혈관과 경락을 타고 퍼져나간다.
4 천천히 일어서면서 후프를 양손에 잡고 다리 허리 가슴 머리 위로 양팔을 뻗어

우주의 기운을 받아들인다.
5 후프를 머리 위에서 발목까지 천천히 호흡하면서 기를 순환시킨다.
6 후프를 정수리에 올려놓고 복식호흡을 하면서 우주의 기를 받아들인다.
7 후프를 정면에서 양손 격리 또는 한 손 격리 동작을 실시하면서 우주의 좋은 기운이 몸속으로 흡수된다.

5. 후프 운동으로 치매 예방 어때

> 😊 "빙빙 할배 지난 토요일 오후 학교 동아리 친구들과 함께 노인 요양병원에 자원봉사활동을 했는데 어느 노부부가 치매에 걸려 우리를 보고 손자 왔다고 엄청나게 좋아하셨어. 그런데 그 옆에 있던 할머니가 우리를 보고 심하게 욕을 하는데 그것을 보고 있던 직원이 우리에게 저분은 치매 환자이니까 너희들이 이해하라고 했어! 그때는 정말 기분이 안 좋았어."
>
> 😊 "빙빙 할배 치매가 도대체 뭐야?"
>
> 👴 "자 오늘의 강의는 치매에 대하여 하도록 하지."
>
> 👴 "고령화사회로 접어드는 현대사회, 암보다도 더 무서운 질병 치매 환자가 점진적으로 늘고 있다. 치매는 후천적으로 다양한 원인이 있고, 기억, 언어, 판단력 등의 인지기능이 떨어져 일상생활에 지장을 초래하고 있지만 지금까지 치매를 예방하고 치료할 수 있는 확실한 방법은 알려져 있지 않아."

치매 질환을 3가지로 크게 분류하면 다음과 같다.

첫째, 알츠하이머병. 머리에 아밀로이드와 타우 물질이 쌓여 발병한다. 기억력 저하로 했던 이야기를 또 하거나 들었던 내용을 기억 못 하여 또 물어보는 증상이 있다. 하루에 7시간 이상 충분히 자는 것도 치매를 예방하기도 한단다.

둘째. 루이소체 파킨슨병. 알파 시누클레인이라는 단백질이 쌓여 발병한다. 동작과 걸음걸이가 느려지거나 자세가 구부정해진다. 아울러 집중력과 방향감각이 저하되어 환시, 헛것을 보거나, 상황에 맞지 않는 갑자기 엉뚱한 이야기를 하며 감정의 변화가 심하고 파킨슨증과 인지기능의 변동으로 심한 잠꼬대 및 후각 기능의 저하가 올 수 있다.

셋째. 혈관성, 기타 질환 뇌경색이나 출혈 같은 혈관 병변에 문제가 생겨 발병한다. 뇌혈관이 막히거나 터져 갑자기 발병한다. 말이 어눌해지거나 동작이 느려지는 경우이다.

치매 질환으로 환자뿐만 아니라 가족의 고통이 가장 커, 치매 질환을 예방하고자 한다. 우리나라 65세 이상 인구 중 10명당 1명이 치매 환자라고 한다. 하지만 치매 질환은 운동 습관으로 상당 부분 예방이 가능한 것으로 알려져 있다.

치매 환자의 약 70%가 알츠하이머 질환이며 그 원인 중 하나가 운동 부족이라는 것을 미국에서 2011년 연구 결과로 밝혀냈다. 아울러 핀란드, 일본에서 연구한 결과에도 운동하면 치매 확률이 줄어든다고 한다.

운동하면 혈류가 증가하면서 몸과 뇌에 효율적으로 산소가 공급된다. 나이가 들어도 운동을 꾸준히 하면 뇌가 성장하고 뇌의 신경세포인 뉴런의 성장이 촉진되어 치매를 예방할 수 있다.

치매에 좋은 운동은 유산소 운동, 댄스 체조, 후프 댄스, 스트레칭, 근육 운동, 손가락 사용과 뇌 활성화 운동으로 전신의 혈류를 증가 뇌세포가 활성화된다.

특히 몸을 움직이며 동시에 무언가같이 하는 듀얼 태스킹 트레이닝(Dual Tasking Training)과 협응성 운동이 치매 질환에 좋은 운동이다. 운동 기능과 사고 기능을 담당하는 전두엽을 자극해 치매 예방에 많은 도움이 되기 때문이다.

후프 운동은 유산소 운동, 근육 운동, 스트레칭, 댄스 체조 등 듀얼 태스킹 트레이닝(Dual Tasking Training)과 협응성 운동을 종합적으로 할 수 있다.

"따라서 100세 시대를 살아갈 현대인의 필수 건강지킴이로 지금 당장 후프 운동을 시작해야 한단다. 여러분과 사랑하는 가족 모두에게 100세 시대를 향해 행복하고 즐거운 삶을 영위하기 위하여 후프 운동을 지금 당장 해봐. 후프 운동이야말로 미래 건강 보험에 투자하는 것이란다."

치매 예방을 위한 후프 운동 프로그램

운동 종류		운동 방법
후프 스트레칭	발뒤꿈치 들고 내리기	후프 앞에 놓고 양손으로 후프를 잡고 발뒤꿈치를 천천히 들고 내리기 하나, 둘, 셋, 넷, 들고 다섯, 여섯, 일곱, 여덟 내리기 10회
	양발 모아 뒤꿈치 들고 내리기	후프 정면에 놓고 양손으로 후프를 잡아 양발을 모아 뒤꿈치를 천천히 들고 내리기 하나, 둘, 셋, 넷, 들고 다섯, 여섯, 일곱, 여덟 내리기 10회
	후프 스쿼트	후프 몸 앞에 놓고 양손으로 후프 잡고 천천히 스쿼트 하나, 둘, 셋, 넷, 앉고 다섯, 여섯, 일곱, 여덟 일어나기 8회
	양손 앞으로 뻗기	후프 양손으로 잡고 왼(오른)발 한 발 앞으로 내어 무릎 굽혀 오른(왼)발 뒤로 뻗고 양손 앞으로 뻗기 하나, 둘, 셋, 넷, 뻗고 다섯, 여섯, 일곱, 여덟 당기기 10회
	양손 후프 잡고 허리 운동	후프 잡고 양발 어깨너비 스탠스 유지 왼(오른)쪽 방향으로 허리 돌리기 하나, 둘, 셋, 넷, 왼(오른)쪽 방향으로 몸 돌리고 다섯, 여섯, 일곱, 여덟 오른(왼)쪽 방향으로 몸 돌리기 8회
	양손 후프 잡고 뒤로 젖히기	양손으로 후프 잡고 왼(오른)발 앞으로 한 발 내딛고 양손 위로 뻗으며 허리 뒤로 젖히기 하나, 둘, 셋, 넷, 위로 뻗고 다섯, 여섯, 일곱, 여덟 앞으로 내리기 8회
	양손 후프 잡고 발아래 내리기	양발 어깨너비 스탠스 유지 양손 후프 잡고 천천히 발아래로 내리기 하나, 둘, 셋, 넷, 내리고 다섯, 여섯, 일곱, 여덟 원위치 8회

운동 종류		운동 방법
후프 댄스 (좋아하는 음악에 맞추어 실시)	후프 운전	양손 후프 잡고 좌우 돌리며 동시에 왼 오른발 한발씩 뒤꿈치 들고 무릎 반동 하나, 둘, 셋, 넷, 다섯, 여섯, 일곱, 여덟 음악 박자에 맞추어 32박자
	후프 네 박자 걷기	양손 후프 잡고 앞으로 네 박자 걸으며 운전 하나 둘 셋 넷 앞으로 걷고 다섯, 여섯, 일곱, 여덟 뒤로 걷기 음악 박자에 맞추어 16박자
	후프 허리 돌리기	양손 후프 잡고 위로 팔 뻗고 오른발 왼발 번갈아 뒤꿈치 들어 동시에 허리를 틀며 위에서 운전하는 것처럼 팔도 리듬감 있게 돌린다. 하나, 둘, 셋, 넷, 다섯, 여섯, 일곱, 여덟 음악 박자에 맞추어 32박자
	양팔, 양발 크로스 뻗기	후프 양손에 잡고 45도 앞으로 뻗고 오른발 왼발 팔 반대 방향으로 뒤꿈치 앞으로 내어 포인 하나, 둘, 셋, 넷, 다섯, 여섯, 일곱, 여덟 음악 박자에 맞추어 32박자
	제자리 턴 조깅	양손 후프 잡고 제자리 조깅 8호간 시계 방향 8호간 반시계 방향 돌기 2회 반복
	좌우 투 스텝 걷기	왼(오른)쪽 방향으로 왼(오른)발 오른(왼)발 왼(오른)발 왼(오른)쪽 뒤로 (오른)왼발 크로스 앞꿈치로 포인 동시에 양손 왼쪽 방향으로 두 번 크게 돌리기(반대로 반복) 32호간
	좌우 호핑 스텝 흔들기	양손 후프 잡고 왼발 들고 오른발 호핑 스텝 동시에 같은 방향으로 후프 잡고 팔을 가볍게 흔들어 뻗기 이어 반대로 32호간
	제자리 조깅	가볍게 제자리걸음으로 걷기 양팔 후프 잡고 배꼽 앞 양손 가볍게 리듬 32호간
	후프 동전 돌려 돌기	오른(왼)손으로 후프 동전 돌리기 시계 방향 돌고 반대로 돌기 32호간

운동 종류		운동 방법
유산소 운동	조깅 뛰기 (제자리)	양손으로 후프 잡고 줄넘기 넘는 동작으로 한 발씩 번갈아 뛰면서 후프를 넘는다. 20회 3세트
	양발 모아 뛰기	양손 후프 잡고 줄넘기 동작 양발 모아 뛰고 후프 넘기 10회 3세트
	앞 흔들어 뛰기	양손 후프 잡고 줄넘기 넘는 동작 오(왼른)발 앞 번갈아 뻗고 피벗 발 번갈아 뛰어 후프 넘기 10회 3세트
	좌우 흔들어 뛰기	양손 후프 잡고 좌우 흔들어 박자에 맞춰 오른(왼)발부터 우, 좌 한발씩 흔들어 올려 피벗 발 호핑 스텝으로 뛰기 8회 3세트
	손 번갈아 잡고 후프 넘기	오른(왼)손 후프 잡고 조깅 뛰기 왼(오른)손 후프 잡고 조깅 뛰기 하나, 둘, 셋, 넷, 손 바꾸어 잡고 다섯, 여섯, 일곱, 여덟 1회 5세트
	조깅 이동 뛰기	양손 후프 잡고 줄넘기 동작 한 발씩 번갈아 뛰어 후프 넘기 앞으로 이동 20회 3세트
	앞뒤 번갈아 뛰기	양손 후프 잡고 양발 또는 한발씩 번갈아 앞에서 뒤로 뒤에서 앞으로 돌며 후프 넘기 하나, 둘, 셋, 넷, 손 바꾸어 다섯, 여섯, 일곱, 여덟 1회 5세트
근력 운동	후프 스쿼트	후프 앞에 놓고 양손으로 후프 잡아 천천히 스쿼트하기 하나, 둘, 셋, 넷, 앉고 다섯, 여섯, 일곱, 여덟 일어나기 10회 3세트
	후프 양손 팔 운동	양손 후프 잡고 앞으로 뻗고 당기기 하나, 둘, 셋, 넷, 박자에 맞추어 실시 30회 3세트
	무릎 올리기	양손 후프 잡고 앞에서 아래로 내리고 올리기 무릎 운동과 동시에 오른(왼) 무릎 들어 올리고 내리기 20회 3세트
	팔 운동	한 손 후프 잡고 머리 뒤에서 팔 굽혀다 펴기 좌우 손 번갈아 실시 하나, 둘 박자 맞춰 오른쪽, 왼쪽 각 10회 3세트
		양손 후프 잡고 머리 뒤 팔 굽혀다 펴기 좌우 20회 3세트
	팔자돌리기	오른(왼)손 후프 잡고 앞 팔자돌리기 오른(왼) 손 각 8회 3세트 정방향
		오른(왼)손 후프 잡고 앞 팔자돌리기 오른(왼)손 각 8회 3세트 역방향

운동 종류		운동 방법
근력 운동	가슴 등 운동	후프 양팔 뒤로 후프 뒤 허리 밀착 양팔 앞뒤로 움직여 가슴, 등, 견갑골 운동 제자리 20회 걸으며 20회 3세트
	후프 어깨 주변 돌리기	오른(왼)손 후프 잡고 왼쪽 어깨 놓고 어깨 반동 오른쪽 어깨로 후프 뼈져 나오기 이어 반대 방향 각 10회 3세트
	후프 엉덩이 주변 돌리기	오른(왼)손 후프 잡고 양발 어깨너비 스탠스 유지 약간 무릎 굽혀 왼편 옆구리 쪽 후프 이동시켜 왼쪽 엉덩이로 후프 오른쪽 엉덩이로 후프 이동 반대 방향 각 10회 3세트
	하체 근력 강화	후프 앞에 놓고 발을 밟아 후프 올리고 내리기
듀얼 태스킹 트레이닝	후프와 걷기	제자리에서 걷거나 산책 걷기 동시에 한 손 후프 돌리기 아침 운동일 경우 오늘 할 일을 후프와 대화 저녁 운동 오늘 일과 성찰하며 후프와 대화
	후프 공감하기	후프 살리기로 칭찬하기
	후프와 양손 번갈아 돌리기	후프 배꼽 앞 손등 위로 오른(왼)손 잡고 역회전 손목 돌리기 1회 왼(오른)손 바꿔 역회전 손목 돌리며 외우기
	함께 후프 돌리기	두 사람 이상 함께 운동 제자리걸음 또는 산책하며 국가(도시) 명칭 끝말잇기
	후프 동전 돌리기	한 손 후프 동전 돌리며 후프 주변 걸기 돌아가는 후프를 보고 뺄셈하기 혼자 또는 두 사람 이상 서로 묻고 답하기
정리 운동	한 손 번갈아 후프 돌리기	오른(왼)손 엄지와 4개의 손가락 모아 펴고 앞 측면 번갈아 돌리기 각 8회 오른손 앞 왼손 앞 오른손 측면 왼손 측면 돌리기가 끝나면 1회 3세트 실시
	양손 모아 후프 돌리기	양손 합장 후프 돌리기 30회 3세트
	한 손 번갈아 격리	시계방향으로 한 손씩 번갈아 잡고 원 그리며 돌리기 시계방향 10회 반시계 방향 10회 3세트
	양손 번갈아 격리	양손 번갈아 잡고 원 그리며 돌리기 시계 방향 10회 반시계 방향 10회 3세트
	허리 주변 후프 돌리기	배꼽 앞에 오른(왼)손에 후프 평평하게 잡고 허리 주변을 번갈아 잡아 후프 이동 시계방향 반대 방향각 10회 3세트

6. 시니어 후프 운동

> - "후핑 톡, 이 할배가 구호를 외쳐볼 테니 한 번 따라해봐. 100세 시대의 영웅 후프가 돌아오고 있다. 노화야 물러가라."
> - "빙빙 할배 아주 감동적이야. 빙빙 할배 오늘의 주제는 시니어들의 후프 운동인가?"
> - "옛썰 칫솔 마데카솔! 후핑 톡, 우습지? 웃어봐."

현대사회에는 과학의 발달과 스마트 AI 기술의 발달로 더 많은 혜택이 생기고 생활이 편리해졌다. 이와 더불어 의료 보건 기술의 향상과 국가 보건 복지 정책이 평균수명을 연장함에 따라 완숙한 삶의 시니어 세대가 퇴직했다. 이후 무료하고 한가한 시간이 점차 늘어 건강과 행복 지수에 빨간불이 들어오고 있다.

보건복지부 인구정책실 저출산 대응 2030 청년 긴급 간담회에서 정부는 0명대의 합계 출산율이 지속되고, 본격적인 초고령 및 인구감소 사회로의 진입을 경험하는 현재 상황에 대하여 큰 위기의식을 가진다. 더 이상 아이가 울지 않는 생산인구의 감소로 청년과 시니어 세대의 복지 문제가 대두되는 것이 현실이고 미래 인구정책에 대한 위기의식을 느낀다.

2050년이면 전 세계 60세 이상 인구가 젊은 세대 인구를 능가할 것이란 통계가 있다. 고령화사회는 총인구 중 고령인구가 차지하는 비율이 7% 이상, 고령사회는 14%

이상, 초고령사회는 20% 이상일 때를 말한다. 고령인구 즉 노인을 65세 이상을 의미 우리나라는 세계에서 가장 빠른 고령화 국가이다.

완숙한 삶의 시니어 시기의 여가를 어떻게 보내느냐가 삶에 있어서 대단히 중요한 문제로 대두된다. 완숙한 삶을 가진 시니어 세대의 여가 욕구는 각 개인의 심리상태와 신체 조건 등에 따라 각기 다를 수 있다. 꾸준한 신체활동을 계속하게 되면 신체의 각 기능이 원활하게 된다. 게다가 노화 방지로 건강하고 행복하고 질 높은 삶을 유지할 수 있다.

신체활동 없이 무료한 여가를 보내게 되면 신체적, 정신적 자신감 결여로 사회관계 형성에서 노화가 더욱 빨라지게 된다.

100세 시대에서 가장 중요하게 여겨지는 건강 문제가 생겨 질병을 한 번 앓게 되면 빠른 노화가 찾아온다. 그러므로 평소 건강 관리에 신경 써야 한다. 시니어 체육은 신체적인 서비스뿐만 아니라 정신적인 케어까지 해주어 행복지수가 높아진다. 건강한 삶을 영위하는 운동은 신체의 움직임을 원활하게 하고 뇌의 영역까지 일깨워 신체적, 정신적으로 긍정적인 신호를 보낸다.

2030년 전 세계에 초고령 사회가 돌입될 것으로 전망하고 있어 우리나라 경제협력개발기(OECD)의 보고서 역시 "한국은 그동안 가장 젊은 나라였지만, 향후 50년 이내 가장 늙은 나라로 변화할 것이다"라고 전망하였다. 우리나라는 UN 보고서에 따르면 '2026년 우리나라는 초고령 사회로 진입할 것으로 전망되고' 있다. 완숙한 삶 시니어 신체활동의 증대는 심리적, 신체적, 사회적으로 건강을 유지하여 신체활동을 증가시켜 사회문제 및 노인건강 문제가 줄어들어 시니어들의 사회체육 활동 참여가 절실히 요구된다.

완숙한 삶 시니어들이 여가 시간을 어떻게 보내느냐가 그 삶에 있어서 중요한 문제로 대두하게 된다. 완숙한 삶 시니어의 신체활동 증대는 심리적, 신체적, 사회적으로 건강을 유지하기 위하여 완숙한 삶 시니어가 체육활동에 스스로 참여할 수 있는 사회적 분위기와 정책적인 방향 아울러 지원이 요구된다. 시니어들은 적합한 운동을 계속하게 되면 신체의 각 기능을 원활하게 하여 노화를 방지하고 건강한 생활을 유지할 수 있다. 고령화사회 대비 시니어의 건강 관리로 노화 방지와 질병 예방을 통하여 체력 증진의 필요성이 요구된다. 이제 국가의 노인정책도 중요하지만 건강한 100세 인생을 행복하게 보내기 위하여 스스로 맞춤형 운동으로 전환해야 할 것이다.

시니어 신체활동으로 후프 운동이 가장 적합한 운동이므로 100세 시대에 걸맞은 노년층 구분을 연령대별 4단계로 설정하고 연령층에 적합한 체육활동의 필요성이 요구될 것으로 사료 되어 후프 운동에서 노년층을 다음과 같이 구분하고자 한다. 유스 시니어(60세~69세), 영 시니어(70세~79세), 미들 시니어(80세~89세), 올드 시니어(90세 이상)로 분류하여 각 연령층에 맞는 운동 방법으로 후프 운동을 해야 할 것이다. 신체 기능과 인지기능 향상에 도움이 되고 노화의 척도라고 불리는 유연성 강화로 관절 가동범위 유지에 도움이 된다. 후프 운동은 자기 능력에 맞는 맞춤형 운동프로그램을 실천할 수 있는 시니어들을 위한 운동이다.

후프 운동을 할 때 유의해야 점으로 시니어 체육활동에 앞서 특히 준비 운동, 본 운동, 정리 운동을 원칙으로 하고 준비 운동을 통하여 신체와 뇌를 깨워 우리의 몸이 신체 움직임에 대한 운동 준비를 하게 만들어 운동 상해를 예방해야 한다. 준비 운동 없이 운동하는 것은 특히 시니어에게 건강을 지키려다 건강을 잃을 수 있기 때문에 준비 운동을 반드시 해야 한다.

건강 100세 시대, 건강 비타민 후프 운동으로 노화야 물러가라, 청춘을 돌려다오, 젊음을 부르는 건강 비타민 후프 운동이 삶의 활력을 되찾아 주어 청춘 같은 행복한 삶을 좋은 사람과 더불어 누리게 될 것이다.

젊음을 부르는 건강 비타민 후프 운동

운동 종류		운동 방법
후프 스트 레칭	스미어 동작(1)	후프 종류는 제한 없음 폴리프로로 시작 지구본이 도는 것처럼 몸 중앙을 중심으로 후프가 앞 측면 뒤로 후프 전체가 손의 위아래로 움직이면서 몸통을 축으로 돌아가는 것이다. 먼저 후프를 자기 몸 앞에서 양손을 3시와 9시에서 안쪽 핸드 그립으로 엄지손가락 아래 방향을 향하게 하여 후프를 잡는다. 팔꿈치를 자연스럽게 굽힌다. 심호흡을 크게 하고 후프 왼(오른)손을 왼쪽 허리에 후프를 가볍게 몸에 밀착 오른손은 머리 위로 이동 5시와 11시에서 멈춘다. 머리를 중심으로 후프가 앞에서 뒤로 움직이게 한다. 후프가 뒤 허리에 계속 밀착하여 돌고 후프가 뒤 중앙에 멈추면 이때 엄지손가락은 하늘을 향하게 된다. 이어 오른손이 오른쪽 허리에 후프를 밀착 왼손은 1시 방향에 위치 다시 최초 위치로 후프가 정면 중앙에 위치하게 된다. 앞뒤 앞뒤 머리를 중심으로 후프가 몸에 밀착되어 회전하게 하는 동작이다. 어깨의 관절을 유연하게 몸의 균형감각을 증진하는 운동이다. 제자리에서 또는 제자리걸음, 제자리걸음으로 돌면서, 또는 이동하면서 각자 몸의 상태에 따라 응용 동작을 적용
	스미어 동작(2)	후프를 오른쪽 왼쪽으로 방향을 전환하여 실시 후프를 돌리면서 엉덩이와 무릎 상체를 유연하게 리듬감 있게 움직이며 앞, 뒤, 옆, 360도 회전하면서 스텝을 활용한다. 익숙해지면 덩더꿍 자세로 발을 들고 이동할 수 있고 속도는 천천히 빠르게 체력에 따라 유연하게 실시한다. 어깨의 관절을 유연하게, 하체 근력 강화, 몸의 균형감각을 증진하는 운동이다.
	스미어 동작(3)	후프 뒤 허리에 밀착 정면을 보고 엄지손가락이 위로 향하게 하여 좌, 우에서 후프를 잡고 시작한다. 후프를 몸 중심으로 앞 옆 뒤로 돌아가는 것이 아니라 좌우 앞에서 반 바퀴만 움직인다. 오른손 오른쪽 옆구리 왼손 왼쪽 옆구리에 후프를 밀착하면서 7시, 1시, 11시, 5시 위아래로 움직이면서 후프를 스미어 동작 오른쪽으로 갈 때 오른발 뒤꿈치를 지면에 붙이고 앞꿈치를 들고 왼쪽 방향으로 후프가 움직이면 왼발 앞꿈치만 들어 약간의 반동과 리듬감을 주면서 좌, 우, 좌, 우 실시한다. 이 동작은 하체의 관절을 유연하게 한다.

운동 종류		운동 방법
후프 스트레칭	스미어 경첩	왼쪽 스미어 반 회전 동작에서 왼손 1시, 오른손 5시에서 경첩이 있는 문을 여는 것처럼 후프를 접어 왼쪽으로 움직인다. 후프가 왼쪽으로 펼쳐지면서 정면을 향하게 한다. 오른손바닥이 위로 향하게 하여 후프를 손바닥에 올려 경첩을 접는 것처럼 후프를 정면에 오게 한다. 후프를 오른쪽 반 회전 스미어 동작을 실시한다. 왼쪽과 같은 방법을 실시한다. 좌, 우 연속하여 후프를 접어다 펼치고 펼쳐다 접는 동작을 반복하여 실시한다.
후프 댄스 (좋아하는 음악에 맞추어 실시)		자신의 체력에 맞는 쉬운 후프 동작을 선정 자신이 좋아하는 음악 박자에 맞게 리듬을 맞춰 반복적으로 신체의 아름다운 율동을 표현해 보자
	솔로	후프 패션 걷기⇒ 후프 동전 돌리기로 돌기 ⇒ 후프 허리 수평 돌리기 ⇒ 후프 우측 측면 돌리기 ⇒ 후프 8자 우측 돌리기 ⇒ 머리 위 좌·우측 손으로 돌리기 ⇒ 몸 앞에서 운전하기 ⇒ 후프 넓적다리 통과하기 ⇒ 양손 후프 잡고 천천히 위아래 올리기 내리기
	듀오	두 사람 마주 보고 서서 후프 좌·우 손잡고 번갈아 톱질 ⇒ 두 사람 마주 보고 서서 후프 좌·우 손잡고 물레 돌리기 ⇒ 두 사람 마주 보고 후프 함께 운전하기 ⇒ 두 사람 옆으로 나란히 서서 후프 두 개 합쳐 팔짱끼고 시계방향, 반대 방향 돌기 ⇒ 두 사람 마주 보고 양손으로 후프 아래위 잡고 번갈아 접기 ⇒ 두 사람 마주 보고 후프 두 개 합쳐 수평으로 놓고 양손 벌려 잡고 좌, 우 흔들기 ⇒ 두 사람 마주 보고 좌, 우 흔들기 이어 동시에 좌우 번갈아 돌기 ⇒ 두 사람 마주 보고 후프 잡고 4박자 걷기 (전진, 후진) ⇒ 두 사람 마주 보고 후프 두 개 붙여 수직으로 왼손 잡고 오른손 박수(짝짝) 반대 손 ⇒ 두 사람 마주 보고 후프 두 개 붙여 수직으로 세워 양손 좌, 우측 잡고 창문 열기
유산소 운동	후프 걷기	후프 좌·우 번갈아 돌리며 제자리걸음 또는 산책
	후프 넘기	자신의 체력에 맞도록 걸으며 후프 넘기
	후프 뛰어넘기	줄넘기 넘는 동작으로 후프를 이용 조깅 뛰기, 양발 모아 뛰기, 뒤로 뛰어넘기
	후프 스텝 리듬 트레이닝	후프 놓고 양발 모아 후프 안팎 스텝 리듬, 후프 밖 좌우 벌리고 후프 안 발모아 뛰기, 좌우 양발 모아 앞뒤 양발 모아 십자 뛰기
	후프 킥	후프 이용 한발씩 허리 높이까지 다리 뻗어 차는 킥 동작
	후프 제기 차기	후프 양손 잡고 수평 유지 왼, 오른발 번갈아 제기 차기

운동 종류		운동 방법		
근력 운동	후프 스쿼트	후프 몸 앞 양손 잡고 스쿼트 후프 양 측면 놓고 후프 잡고 스쿼트		
	후프 밀당	후프 수평 양손 잡고 헐 수평 유지 후프 밀고 당기기 이어 양팔 뻗어 스트레칭		
	후프 복합운동	후프 놓고 양발 후프 안으로 후프 잡고 머리 위로 올리며 팔 위로 쭉 뻗기 천천히 복식 호흡		
	후프 양발 까치	후프 가운데 놓고 양손 잡고 발 어깨너비로 스텐스 유지 양발 발끝으로 들고 내리기		
듀얼 태스킹 트레이닝	후프 굴리며 끝말잇기	두 사람 3~5m 거리 유지 한 손으로 후프 굴리며 수박 파트너 굴러온 후프 받아 굴리며 박수(거리는 상황에 따라 조정)		
	후프 받고 던지며 친구 이름 말하기	두 사람 3~5m 거리 유지 후프 던지며 친구 이름 말하기 파트너 날아오는 후프 받아 던지며 친구 이름 말하기(거리는 상황에 따라 조정)		
	후프 그룹 패스	삼각형, 사각형, 별 모양, 원형으로 대형 유지 후프 수평. 수직으로 패스 또는 굴리기를 하면서 끝말잇기, 나라 이름 또는 수도, 곱하기 뺄셈하기		
	후프 살리기	후프 동전 돌리기, 후프가 바닥에 멈춰지지 않도록 한 번씩 손으로 후프를 돌아가는 방향으로 회전 주어 후프를 살리면서 끝말, 친구 이름 각 나라 이름 또는 수도 곱셈 뺄셈 등 말하기		
시니어	유스 시니어	영 시니어	미들 시니어	올드 시니어
	60세~69세	70세~79세	80세~89세	90세 이상
후프 굴리기	후프와 달리기	후프와 조깅	후프와 빨리 걷기	후프와 걷기
후프 던지고 받기	두 사람 거리 4M	두 사람 거리 3M	두 사람 거리 2M	두 사람 거리 1M

운동 종류		운동 방법			
후프 레크 게임	빠르게 2인 1조 후프캡 씌우기 운전하기	약간 빠르게 2인 1조 후프캡 씌우기 운전하기		보통 2인 1조 후프캡 씌우기 운전하기	천천히 2인 1조 후프캡 씌우기 운전하기
	후프 스텝 양발 외발 원형으로 좌우 이동 2인 후프 톱질 2인 후프 밀당 2인 후프 좌우 턴 2인 후프 등 맞대고 돌기 2인 후프 팔짱 끼고 돌기				
정리 운동	복합 정리 운동 1	왼(오른) 다리 앞무릎 굽히고 오른(왼)무릎 곧게 뒤로 뻗기 양팔 후프 수직으로 잡고 후두부 뒤에 위치 가슴 펴기			
	복합 정리 운동 2	후프 양손 잡고 머리 위로 뻗고 천천히 발끝으로 내리고 다시 천천히 위로 뻗는 동작 반복			
	복합 정리 운동 3	기마 자세 유지 천천히 앉으며 후프 앞으로 뻗기			
	견갑골 등 운동	후프 양손 벌려 잡고 뒤 허리 위치 가슴 내밀기 후프 접어다 펴기			
	양팔 뻗고 내리기	양손으로 벌려 후프 잡고 머리 위에서 천천히 허리까지 내리며 복식 호흡하기			
	양손 뻗고 옆구리 운동	양손 벌려 후프 잡고 좌(우) 뻗고 옆구리 이완과 수축 운동			

7. 직장인을 위한 후프 건강 체조

> 😊 "빙빙 할배 엄마는 새벽 운동을 하고 왔는데 언제 맛있는 아침 건강 밥상을 차렸는지 모르지만 정말 맛있어요."
>
> 👴 "후핑 톡 그게 바로 배달 음식이란다. 삶의 생활 방식의 변화에 따라 우리들의 편리함과 건강한 먹거리를 위하여 보이지 않는 극한 직업을 가진 사람들이 그날그날 만들어진 식품을 우리 가정으로 배달하여 우리는 그만큼 여유를 가지고 편리한 생활을 하게 되었고 그 사람들은 건강을 위협받는 직장인들이 되었지. 이들이 건강한 생활을 영위할 수 있도록 후프 건강 체조가 필요하지."
>
> 😊 "빙빙 할배, 극한 직업인들을 위한 건강 체조에 대해 알려줘요."

　도구의 발달, 직업의 분업화, 삶의 생활 방식의 변화로 우리 식생활 방식이 편리함으로 변화되면서 가사 노동시간과 노력을 덜 들이면서 건강을 챙기는 음식 문화가 발달되어 많은 사람들이 여가 활동과 건강, 전문 분야에 여유로운 투자를 할 수 있게 되었다. 그 이면에는 보이지 않는 극한 속에서 활동하는 직업인들이 점차 늘어나면서 그들의 건강에 빨간불이 켜지고 있다. 이들을 위한 건강지킴이의 새로운 후프 건강 체조를 소개하고자 한다.

　한 곳에서 같은 자세로 같은 일을 계속 반복적으로 작업하는 극한 직업인들은 신체적, 정신적 피로감으로 건강한 생활을 영위할 수 없다. 직장에서 5분만 투자한다면 자세를 바로잡고 근력을 강화하여 신체 건강을 유지하면서 정신적 스트레스를 해소할 수 있어 건강한 100세 시대를 더불어 살아갈 수 있다.

직장에서 시작하는 5분 후프 운동

종목	방법	효과
후프 스쿼트	정면에서 후프 잡고 스쿼트 측면에서 후프 잡고 스쿼트	혈액 순환, 하체 근력 강화, 하지정맥 예방
다리 차올리기	양손 후프 잡고 앞으로 팔 뻗고 앞으로 다리를 차올리기	
후프 허리 돌리기	코어에 힘주고 좌우 번갈아 돌리기	코어 및 근력 강화, 바른 자세 유지
후프 복근 운동	누워 다리 무릎 굽혀/펴고 양손 후프 잡고 팔 뻗으며 상, 하복근 운동	상하 복근 강화
후프 레인보우	후프 한 손에 잡고 크게 번갈아 원운동	어깨 오십견 예방, 어깨 근력 강화
후프 만다라	허리 뒤에서 머리 위 후프 크게 돌려 원 그리기	
후프 목 돌리기	후프 목으로 좌우 번갈아 돌리기	거북목 예방, 혈액 순환
후프 조깅 뛰기	후프 줄넘기하기	유산소 운동, 심폐지구력 강화
후프 스트레칭	발목, 무릎, 옆구리, 등, 허리, 가슴, 목 등	근력 강화, 혈액 순환, 운동 상해 예방
후프 손가락 운동	후프 동전 돌리기, 후프 악력 운동, 후프 스핀 돌리기 후프 격리 후프 밀고 당기기	손가락 운동으로 치매 예방, 손가락 관절 관리

8. 후프 운동으로 S라인 만들기

> 😊 "빙빙 할배 하필 오늘 정전이 되어 친구들과 함께 5층까지 걸어 올라가는데 뚱돌이가 힘겹게 숨을 헐떡이며 계단을 걷는 모습이 너무 안타까웠어. 어떤 방법이 없을까?"
>
> 🧓 "후핑 톡, 방법이야 많아. 그 친구가 가장 좋아하는 운동이 어떤 종목인가?"
>
> 😊 "운동은 싫어해요. 하지만 후프를 가지고 노는 것은 좋아해요."
>
> 🧓 "그렇구나. 뚱돌이 친구보고 후프 운동으로 S라인 만들기를 시도해 보라고 해."
>
> 😊 "빙빙 할배 후프 운동으로 S라인을 만들 수 있어?"
>
> 🧓 "그럼, 후핑 톡. 잘 들어봐."

건강에 많은 관심이 요구되는 현대사회에서 성인병 예방과 날씬한 몸매를 추구하는 연령층이 다양하게 늘어남으로 여러 가지 다이어트 방법과 다이어트란 단어 또는 기구들이 홍보 매체나 인터넷에서 홍수처럼 쏟아지고 있다. 다이어트 열풍을 일으키고 있는 현시점에서 건강을 해치지 않고 할 수 있는 다이어트가 요구되고 있다.

학자에 따라 다양하게 다이어트 정의를 내리고 있으나 일반적으로 체중 감량을 하는 것이다. 그 방법에는 식습관의 변화, 운동, 약물, 수술요법 등 다양하게 실행하는 것이 있고 의학적으로 권장되는 다이어트 방법인 식이요법과 운동요법, 행동수정 요법 중 인지적, 심리적인 측면에서 자신의 의지와 욕망으로 절제하는 방법이 있다. 그리고 여기서는 후프 운동을 통하여 다이어트에 도움을 주고자 한다.

후프 다이어트는 운동요법의 하나로 신체활동을 통하여 소모되는 에너지의 양을 증가시켜 체지방을 감량하고 건강한 근육질을 만들어 더 많은 칼로리를 소비하게 한다. 이 영향으로 체중 감량에 더 배가되는 효과를 낼 수 있다. 따라서 후프 운동을 통해 다이어트 운동을 함으로써 많은 에너지원으로 주로 지방을 사용하고 피로물질이 적게 축적된다. 가장 쉽고 경제적인 방법이라 누구나 한 번쯤 시도해 자신의 체형에 맞는 맞춤형 운동 다이어트 기법을 습관화하여 평생 건강 관리에 온 힘을 쏟아야 할 것이다.

후프 다이어트 프로그램 예시를 보고 자신의 체력과 체형에 맞게 변형시켜 평생 건강 비타민 후프 운동이 영양가 있는 건강 운동요법이 되기를 바란다. 다이어트 후프 프로그램을 하나 소개한다.

S라인 프로그램

구분		동작 해설
스트레칭	아킬레스와 비복근	양팔 후프 잡고 머리 위로 뻗기, 기마 자세, 왼발 오른발 45도 벌려 번갈아 까치발 들기, 양발 동시에 들기
	다리 앞으로 차고 뻗기	오른발 피벗, 왼발 무릎 접어 올렸다 앞으로 다리 차 뻗기
	후프 잡고 스쿼트	후프 앞에 놓고, 후프 좌(우)측 놓고 번갈아 잡아 스쿼트
	후프 허리 운동	후프 운전대 잡아 좌(우) 허리 돌리기
	후프 등 운동	후프 운전대 잡아 상체 수평으로 천천히 앉고 서기
	후프 가슴 운동	후프 운전대 앞 팔 뻗고 굽히기
	후프 어깨 운동	후프 운전대 잡아 반 회선 회전
	후프 팔 운동	후프 한 손잡아 위로 펴고 굽히기, 양손 후프 잡아 위로 펴고 굽히기, 굽혀 앉고 펴면서 서기 하체 운동 동시 실시
	후프 온몸 운동	후프 양손 잡아 머리 위로 뻗고 좌(우)측 몸통비틀기, 왼쪽 왼발 피벗, 오른발 앞축 포인
후프스텝	양발 모아 뛰기	후프 놓고 후프 밖 양발 모아 서기, 2도약 1회선으로 인 아웃 스텝
	한 발 V스텝	후프 놓고 후프 밖 오른발 왼발 V스텝
	한발 V스텝과 양발 모아 뛰기	V스텝 오른발 왼발 오른발 왼발 이어 양발 1도약 1회선 스텝
	한발 원호 스텝	후프 중심으로 돌며 번갈아 인 아웃
	사이드 스텝	오른발 왼발 오른발 왼발 좌, 우 사이드 스텝
	양발 좌우 4스텝 걷기	오른발 왼발 오른발 왼발 4스텝 양발 모아 아웃 인 아웃 인
	십자 런지	앞 좌, 우 뒤 한 발씩 내어 런지 자세
	양발 트위스트	후프 운전대 잡고 양발 모아 앞축으로 트위스트 동작
	호핑 스텝 이동	후프 운전대 잡고 호핑으로 앞, 뒤로 이동
	조깅 뛰기	후프 운전대 잡고 조깅 뛰기 운동
	후프 놓고 잔발 4스텝	후프 바닥 놓고 아웃 4스텝 인 4스텝 빠르게
	후프 잡고 크로스 런지	후프 앞에 놓고 위 잡아 좌(우)측 뒤로 크로스 런지

구분		동작 해설
돌리기	후프 발목 돌리기	후프 발목으로 좌우 번갈아 돌리기
	후프 무릎 돌리기	후프 양 무릎으로 좌우 번갈아 돌리기
	후프 8자 돌리기	후프 한 손 잡아 좌우 8자 돌리기
	후프 허리 돌리기	후프 허리 좌우 번갈아 돌리기
	후프 목 돌리기	후프 목으로 좌우 번갈아 돌리기
	후프 8자 돌리기	후프 한 손 잡아 좌우 8자 돌리기
	한 손 스핀	좌, 우 번갈아 손으로 후프 돌리기
	양손 스핀	양손 모아 손으로 후프 돌리기
	팔목 스핀	좌, 우 후프 팔목에 후프 돌리기
	엘로 스핀	좌, 우 팔꿈치 후프 돌리기
	만다라	후프 좌, 우, 위 뒤로 연속 원 그리며 돌리기
	후프 격리	한 손 또는 양손으로 후프 격리
넘기	후프 조깅 뛰기	후프 한 발씩 번갈아 넘기 100회 3세트
	후프 양발 모아 뛰기	양발 모아 1 도약 1회선 넘기 100회 3세트
	후프 양발 모아 뛰기	양발 모아 2 도약 1회선 넘기 100회 3세트
	후프 엇걸어 뛰기	후프 한 손 잡고 좌우 엇걸어 넘기 100회 3세트
	체력에 맞게 회수와 세트 조정 중간 심호흡 동작 동전 돌리기 레인보우 후프 살리기	
댄스	후프 댄스	여러분이 좋아하는 후프 동작과 스텝, 넘기, 돌리기 동작을 음악에 맞춰 반복적으로 리듬을 타면서 신체의 아름다움을 표현하기
마무리	정리 운동	후프 잡고 런지, 후프 스쿼트, 후프 활쏘기, 후프 허리 비틀기, 후프 머리 위에서 발끝으로 통과, 후프 잡고 허리 젖히기

9. 후프 요가는 어떤 운동일까?

> "빙빙 할배, 오늘 방과 후 프로그램으로 친구들이 요가를 선택했어요. 요가는 어떤 운동인가요?"
>
> "후핑 톡, 요가란 이런 운동이지. 자 눈을 감고 할배 이야기를 잘 들어보렴."

요가라는 것은 고통 속의 현실 세계에서 벗어날 수 있는 방법이다. 그 기원은 B.C 2500년경 개인의 해탈 성취를 인생의 궁극적 목적으로 수행하는 방법으로 요가가 발전해 왔다. 고대 인도에서부터 전해 오는 심신 단련법의 하나로 인간의 내면에서 끊임없이 작용하는 마음을 제어하고 자세와 호흡을 가다듬는 형상과 훈련을 통하여 물질의 속박으로부터 자유로워지는 마음 수련이다. 현대에 전수되면서 정신적, 신체적 건강증진과 미용, 자세 교정 등의 건강 관리 목적으로 변화되었다.

후프 요가는 후프라는 운동 기구를 가지고 스트레치를 하며 근력을 강화하고 잘 사용하지 않는 근육을 자극해 신체 유연성과 말초신경 자극으로 혈액순환에 도움을 준다. 그리고 마음을 다잡는 심신 수련법으로 요가 운동에 후프를 병행한 건강 운동 요법이다.

> 😊 "아하, 그렇군요. 요가와 후프 요가에 대하여 이제 확실하게 알 것 같네요."
>
> 👴 "역시 우리 손자 똑소리 나는군."
>
> 😊 "빙빙 할배, 그럼 이론만 하지 말고 실제 수행 동작을 가르쳐요."
>
> 👴 "그래볼까?"

1. 어깨와 등 스트레칭

가. 후프를 한 걸음 앞에 놓는다.
나. 양팔을 뻗어 앞에 있는 후프를 잡는다.
다. 어깨와 등을 편다.
라. 양발의 간격은 어깨너비로 벌린다.
마. 머리는 숙이지 않는다.

2. 다리와 옆구리 스트레칭

가. 1번 자세에서 기마 자세 실시
나. 오른손으로 후프를 굴리며 왼손으로 후프 잡는다.
다. 왼손을 왼쪽으로 쭉 뻗는다.
라. 후프를 앞쪽으로 굴리며 허리를 왼쪽으로 비튼다.

3. 엉덩이와 하체 스트레칭

가. 2번에서 1번 자세로 이동
다. 오른발 들어 뒤쪽으로 뻗기
라. 오른 다리 내리고 왼쪽 다리 뒤로 뻗기

4. 팔, 가슴, 다리 스트레칭

가. 오른손 앞 왼손 활을 당겨 쏘는 자세로 후프를 잡는다.
나. 하늘을 향해 활을 쏘는 자세를 한다.
다. 후프를 양손으로 후프 위의 부분을 잡고
라. 앞 굽이 자세를 한다.
마. 가슴을 앞으로 내민다.

10. 듀얼태스킹 후프

- "빙빙 할배, 후프 운동의 종류가 엄청 많네요. 도대체 몇 가지나 돼요."
- "그럼 이번에는 좀 색다른 후프 운동에 대하여 한 번 알아보자. 후핑 톡, 기말고사 대비하여 책 보고 음악을 들으며 공부하는 경험을 해보았지."
- "네, 할배."
- "그것은 한 가지 동작하며 동시에 또 다른 동작으로 뇌를 자극하는 멀티태스킹이라고 하지. 이런 동작들은 대부분 효율적인 것보다 비효율적이라 많은 뇌 과학자들의 의견도 있어 학습효과에 큰 도움이 안 되지."
- "우와, 빙빙 할배. 어떻게 알았어요?"
- "다 아는 수가 있지. 그래서 말인데. 멀티태스킹보다 한 단계 업그레이드된 것은 신체를 통하여 운동하면서 두뇌활동으로 한가지 작업으로 동시에 몸과 뇌를 운동시키는 새로운 운동 개념인 '듀얼태스킹'이라는 운동 방법이 있지. 이 운동법은 말이야 몸으로 후프 운동을 하고 머리로 생각하는 뇌를 깨우는 역할을 동시에 진행함으로 인지기능에 도움이 되는 방법도 있지."

유산소 운동을 함으로써 전전두엽 해마가 발달되어 뇌 기능이 활성화되는 효과를 얻을 수 있다. 현재 많은 뇌과학자가 관심을 가지고 연구와 실험을 통하여 듀얼태스킹에 대한 효과를 입증하고 있다.

다시 말하자면 두 가지를 동시에 진행하면서도 '한가지는 뇌로 또 한 가지는 몸'으로 하는 작업을 말하는 것이다. 이것은 뇌를 깨우는 일로 치매 예방과 뇌 기능을 활성화하는 효과가 있다.

> "후프와 단어 외우기, 후프와 숫자 계산하기, 후프와 끝말잇기 등 개인이나 여러 명이 동시에 운동과 게임을 즐기면서 효과가 배가되게 하는 운동법이다. 다른 운동보다 시·공간의 제약을 받지 않으며 쉽게 누구나 할 수 있는 운동이고 친구와의 관계 형성에도 많은 도움이 된단다."

▶ 후프 독백: 운동 후프 운동을 하면서 혼자 후프와 대화를 통하면서 듀얼태스킹 운동을 하는 것이다.
▶ 후프 그룹: 운동 두 사람 이상 여러 명이 함께 후프 운동을 하면서 끝말잇기, 덧셈과 뺄셈 곱하기, 나누기 등 숫자 게임, 돌림노래 부르기, 동물, 나라 이름 수도 명칭 말하기 등
▶ 운동 효과: 유산소 운동을 통하여 뇌 기능의 활성화와 건강증진, 치매 예방, 기억력 향상 효과에 아주 좋다.

IV

후프 경기의 궁금점을 풀어보자

> 😊 "빙빙 할배, 가을 운동회 경기종목으로 후프 종목을 건의해 보려고 해."
>
> 🧓 "후핑 톡, 아주 좋아. 좋은 생각이구나. 후프 경기에 대하여 알려주마."

개인 및 그룹을 만들어 후프 기본부터 고난도 기술을 연마하여 주최하는 대회 규정에 따라 일정한 규칙과 기술을 이용 개인전과 단체전 경기로 학교, 단체, 회사, 생활체육, 체육협회 등에서 실시하는 대회를 말한다. 후프 경기에는 후프 컬링, 후프 굴렁쇠, 후프 달리기, 후프 링 던지기, 후프 플라잉, 후프 댄스, 레크 게임(개인, 단체) 등으로 분류할 수 있다.

레크 게임은 일반 회사 단체나, 가족, 종교단체, 학교 등 근무 중 일상생활 속에서 쌓인 스트레스 해소와 피로를 풀고 새로운 삶의 에너지를 얻기 위해 함께 모여 체육행사를 하거나, 여러 가지의 게임을 하는 것이다.

1. 후프 레크 게임이란?

    여가 활동이나 가족, 직장 등 단체 화합과 즐거움을 위한 게임으로 서로를 이해하고, 공동체 정신을 함양하여 스트레스 해소와 미래지향적인 삶의 에너지를 재충전하는 기회를 맞이하는 활동이다.

준비물
- 후프, 호각, 조끼, 기타 게임 종류에 따른 소품

■ 경기 방법

    쪽지나 멘트에 의한 순간적인 판단을 요구하는 장애물 경기와 개인 및 단체 후프 달리기, 후프 통과하기, 호프 목표물 넣기, 후프 레크이다. 후프 굴렁쇠는 굴렁쇠가 아닌 후프를 이용하여 경기하는 것을 말한다.

■ 경기 규칙

    개인, 단체전으로 실시. 개인전은 남, 여 경기, 단체전 남, 여, 혼성 경기, 자유형 경기 남, 여 구분 없이 경기한다.

    장애물 경기, 오래 굴리기 경기, 목표물에 넣기 경기, 팀이 일렬로 목표 지점까지 가거나 또는 왕복 돌아오는 이어달리기 경기를 한다.

후프 레크 경기에 대하여 몇 가지 소개하면 다음과 같다.

종목	팀 구성	경기 방법
후프 동전 돌리기 1	개인	후프 한 손으로 잡는다. 바닥에 놓고 회전을 준다. 멈추지 않고 가장 오래 돌게 한다. 후프 멈춰지는 순간 제자리 앉게 한다.
	팀 경기 3명 이상 대상에 따라 구성	상대 팀 오더 작성 제출 순서에 따라 단판 또는 3판으로 경기 전체 합산하여 승패 구분 경기방식 개인전 참조
후프 동전 돌리기 2	개인	2~8m 거리 유지 상대방과 동시에 후프 돌리기 상대 후프를 돌아 자기 후프를 잡는다. 동점인 경우 거리를 2m씩 늘임
	팀 경기 3명 이상 대상에 따라 구성	개인 경기와 방법은 동일, 오더를 작성, 순서에 따라 경기 또는 전체 릴레이 혼합방식 중 택일
후프 친구(왕자, 공주) 지키기	팀 경기 4명 이상 대상에 따라 구성	미니 후프, 고깔, 접시 콘, 마크 등 가운데 놓고 후프 잡고 친구를 보호하기 위하여 시계 방향, 반대 방향으로 구심점을 향하여 돌아간다. 상대방 공격(술래)자는 빠른 시간 내에 조끼를 입은 친구 등에 터치하면 종료된다. 여러 팀이 동시에 진행
후프 기차 놀이	20명 이상 대상에 따라 구성	여러 명이 후프 하나를 잡고 운전 자세 시작(호각, 음악 등)하면 운전하다가 만나는 사람끼리 가위바위보 이기면 계속 운전 지면 이긴 사람과 후프를 허리로 연결 기차를 만들고 계속 가위바위보로 진행 가장 긴 기차 만들기
후프 멀리 굴리기	개인	후프 개인별 지급 후프를 출발선에서 굴려 가장 멀리 가는 후프 승 토너먼트 또는 리그전 경기
	팀 경기 3명 이상 대상에 따라 구성	개인 경기와 비슷하나 운동장이 넓을 경우 후프가 멈춘 곳에 다음 주자 굴려 가장 멀리 가는 후프 승

종목	팀 구성	경기 방법
후프 인간 타겟 넣기	개인	3m 이상 거리에서 후프를 던져 양팔을 위로 뻗은 인간 표적에 후프를 넣는 경기 가장 많이 넣는 사람이 승
	팀 경기 3인 이상 대상에 따라 구성	개인 경기와 동일 방식 순서에 따라 팀 인원 모두 후프 던져 많은 후프 모은 팀 승
후프 굴려 타겟 넣기	개인	고깔, 폴대 이용 후프 굴려 목표물에 넣기 가장 많이 넣는 사람 승
	팀 경기 3인 이상 대상에 따라 구성	개인 경기와 동일 순서에 따라 팀 인원 모두 후프 던지고 많은 후프 모은 팀 승
후프 2인 1조 징검다리 경기	2인	후프 하나는 바닥에 놓고 징검다리처럼 후프 안에 들어가면 2번째 후프 이용 사람의 머리 위에서 발로 후프를 내고 징검다리로 이동 목표 지점까지 먼저 가기
	팀 경기 3인 이상 대상에 따라 구성	후프 팀 인원수보다 1개 많이 준비 경기 방법은 개인 경기와 동일 목표 지점에 먼저 도달하는 팀 승
후프 고지 탈환	개인	고깔을 후프 2m 또는 거리별로 설치 후프를 고깔에 놓고 마지막 고깔 후프 없이 설치 시작과 동시 후프 앞에 있는 고깔에 넣고 마지막 후프를 넣으면 경기 종료
	팀 경기 3명 이상 대상에 따라 구성	경기 방식은 개인 경기와 동일 한 선수가 한 번씩 던져 실패하면 다음 사람이 실시 마지막 목표물에 후프를 넣으면 경기 종료
후프 장애물 경기	개인	후프를 삼각형, 사각형 이글루 등 다양한 장애물 설치 시작과 동시에 장애물 형태 유지 가장 빠르게 목표 지점에 도달하기
	팀 경기 3명 이상 대상에 따라 구성	개인 경기와 동일 릴레이 방식 적용 마지막 선수 목표 지점 도달하면 종료

종목	팀 구성	경기 방법
후프 오래 돌리기	개인	후프 발목, 무릎, 허리, 손, 손목 돌리기 시작과 끝은 음악, 호각 등을 이용 종료되는 순간 가장 많이 돌린 개수 또는 마지막까지 남은 사람 승
	팀 경기 3명 이상 대상에 따라 구성	개인 경기와 동일 팀 전체 인원의 개수 합 가장 많이 남은 팀 인원에 따라 승
후프 회전 예상 수 달성 경기	개인	후프 발목, 무릎, 허리, 손, 손목으로 돌리기 기록을 미리 정해 놓고 예상 기록 수 중에서 가장 많은 예상치를 달성한 사람 승
	팀 경기 3명 이상 대상에 따라 구성	개인 경기와 동일 1번 주자 예상치 도달 못하면 종료, 예상치 도달하면 다음 도전자 예상치에 도전 성공하면 계속 실시 마지막 선수 예상 목표 달성하면 합산 최고 기록 팀 승
후프 이글 만들어 통과하기	개인	6개의 후프 이용 이글 후프를 만들어 빨리 통과하면 승
	팀 경기 3명 이상 대상에 따라 구성	개인 경기와 동일 1번 주자 통과 후 마지막 주자 통과하면 종료. 후프 망가지면 후프 다시 쌓아 경기 재개 감점 요소 후프 크기 다양하게 설치 후프를 통과 가장 빨리 도달한 사람 승
후프 터널 통과하기	개인	개인 경기와 동일 1번 주자 통과 후 이어 마지막 주자 통과하면 종료. 시간 계산 또는 후프 망가지면 후프 다시 쌓아 경기 재개 감점 후프 크기를 다양하게 설치 후프 통과하여 가장 빨리 도달하는 사람 승
	팀 경기 3명 이상 대상에 따라 구성	개인 경과와 동일 팀 전원 통과할 때까지
후프 오래 넘기	개인	개인 후프 준비 줄넘기처럼 후프 넘기 가장 오래 넘는 사람 승 경기 시작과 종료 호각, 음악 사용
	팀 경기 3명 이상 대상에 따라 구성	개인 경기와 동일 경기 결과 팀 인원수가 많은 팀이 승

종목	팀 구성	경기 방법
후프 응용 경기	개인	후프 개인 준비 사회자 멘트에 따라 후프 동작 실패하면 제자리에 앉는다.
	팀 경기 3명 이상 대상에 따라 구성	개인 경기와 동일 경기 결과 팀 인원수가 많은 팀 승
후프 상상 모형 짓기	개인	여러 가지 후프 준비 사회자의 멘트에 따라 후프 이용 모형 만들기 가장 먼저 그리고 원형에 가까운 형태를 만든 사람이 승
	팀 경기 3명 이상 대상에 따라 구성	개인 경기와 동일
후프 보물 모으기	개인	후프를 2곳 이상 설치 가운데 후프에 공, 고깔, 접시 콘 등 다양한 물건을 쌓아 놓고 시작과 동시 하나씩 자기 후프 안에 갖다 놓기 다른 사람 후프에 있는 것도 가지고 놓을 수 있음. 종료 시 가장 많은 보물을 가지고 온 사람 승
	팀 경기 3명 이상 대상에 따라 구성	개인 경기와 동일 사회자 심판이 호각, 멘트, 신호에 따라 다음 주자 출발 모든 사람이 참여한 후 개수에 따라 승패 결정
후프 빙고	5명 이상 대상에 따라 구성	후프 빙고 판 만들기 콘, 조끼. 고깔 등 이용 출발과 동시 한 번씩 물건을 놓아 수직 수평 대각선을 먼저 만드는 팀 승
후프 낚시	개인	후프에 2~3m 줄을 묶어 낚싯대로 이용 후프 던져 고깔, 공 등을 낚아 자기 지역으로 빨리 가져오는 경기
	팀 경기 3명 이상 대상에 따라 구성	개인 경기와 동일 많이 모은 팀 승

종목	팀 구성	경기 방법
후프 안 보물 옮기기	개인	후프 바닥에 2개 또는 그 이상 설치 후프 안 콘, 고깔, 공 등 놓고 옆으로 물건을 손, 양 무릎, 양발 등 사용 빨리 옮기기
	팀 경기 3명 이상 대상에 따라 구성	개인 경기와 동일 옆으로 전달하는 경기 또는 한 사람씩 보물 옮기고 교대하기 목표 지점까지 먼저 도달하면 종료
후프 빨리 잡기	개인	상대방 후프를 굴리면 뛰어가 먼저 잡아 오기 또는 많은 개수를 모으기
	팀 경기 3명 이상 대상에 따라 구성	경인 경기와 동일 합산하여 승패 결정
역회전(부메랑) 후프 통과	팀 경기 3명 이상 대상에 따라 구성	후프 돌아오면 팀원 전원 서서 후프를 넘고 마지막 주자는 넘는 순간 후프 잡아 목표 지점까지 먼저 도달하면 승

2. 후프 댄스 경기

- "빙빙 할배 후프 댄스가 뭐예요."
- "후핑 톡 쉽게 이야기하자면 학교에서 음악 줄넘기가 어떤 것인지 배웠지?"
- "네, 맞아요."
- "바로 그거야. 음악과 줄넘기 동작을 병행하여 지루함을 없애면서 운동의 효과를 배가하는 동작이지."

후프 댄스 역시 후프 운동의 단조롭고 단순한 동작으로 돌리기, 굴리기, 던지는 반복적인 동작을 지루하게 시도하는 것이 아니라, 자신이 평소 좋아하는 음악을 들으며, 후프 운동을 함께 하는 음악 후프 댄스 운동이다. 또 모든 사람이 누구나 후프 운동을 즐기며 운동의 효과를 배가시키는 것으로 음악과 후프의 동작을 리듬에 맞춰 리드미컬하게 즐기는 운동이다. 어린아이부터 노년층까지 개인부터 여러 명이 함께하는 그룹 후프 댄스 음악 리듬에 맞춰 스텝과 후프 동작을 연결하는 후프 기본 동작과 난이도가 있는 기술 연기를 통해 우리 인간의 아름다운 신체를 음악적인 감각으로 율동을 표현하는 움직임의 예술 표현이다.

음악은 보통 빠르기와 우리 인간의 걷는 속도에 따라 다르게 선정할 수 있고 동료에서 대중가요 등 자신이 좋아하는 곡을 이용해 다양한 연령층에 따라 선정해 자연스럽게 율동으로 표현할 수 있다.

(1) 후프 댄스의 효과

1) 신체 움직임을 통한 예술적인 표현
2) 좋아하는 노래와 함께 어우러져 마음을 정화하는 스트레스 해소 효과
3) 여러 가지 동작을 통한 신체의 균형과 리듬감 적용
4) 관절 및 치매 예방과 공동체 의식 함양
5) 신체의 움직임과 후프의 결합으로 자존감 향상
6) 재미있는 후프 동작의 반복적 연기를 통한 체력 증진
7) 지루한 운동이 아닌 즐거운 후프 운동으로 체중 감량 효과

(2) 후프 댄스 경연대회

1) 목적

후프 경연대회의 목적은 시간과 장소의 제약 없이 누구나 자신의 체형에 맞는 후프 동작을 손쉽게 배우고 익혀 자신의 잠재 역량을 발휘하여 창의적인 신체 움직임의 예술적 표현, 그리고 음악과 후프 안무를 통하여 체력과 즐거움을 느끼는 동시에 서로 다른 안무를 통한 새로운 정보를 얻을 뿐만 아니라 경쟁으로 자신과 팀의 역량을 체크하고 스스로 성찰의 기회를 예술의 아름다움에서 엮어 가는 것이다.

2) 경기 방법

   1. 개인, 단체전 성별 (남, 여, 혼성)

   2. 채점: 안무 독창성, 팀워크, 표현성, 난이도. 동일 점수일 경우 팀워크 점수 우수자 이어 연장자순

   3. 음악 선정: 자유곡(3~4분), 지정곡

   4. 음악 선정 시: 선정성이 있는 음악 주의

   5. 복장: 지나친 노출 삼가

(3) 후프 댄스 기본 동작

1) 바디 랩 튜토리얼

   1. 360도 몸 돌리기

   2. 오른손 엄지로 후프 위로 잡고

   3. 왼쪽 가슴 쪽으로 후프를 가지고 이동 어깨 위치

   4. 후프 손을 놓아 후프가 왼쪽 어깨 걸치며 돌아간다.

   5. 후프 추진력에 의하여 목 주변 돌아 오른쪽 어깨로 나온다.

   6. 고개를 약간 숙여 몸 돌리면서 추진력을 더하여 후프가 자동으로 돌아간다.

   7. 몸 360도 돌림과 동시 발도 자연스럽게 회전시킨다.

   8. 왼발 포인 오른발 후프 주변 위로 스텝을 옮기며 돌아본다.

2) 오른손은 릴리스 앤 캐치

   1. 다른 손은 브레이크를 하거나 다른 컨택트 포인트 반대쪽 어깨의 앞쪽 겨드랑이까지 가져오는 것. 왼팔 뻗어 후프를 어깨에 걸고 돌면서 뻗은 왼팔을 이용하여 다시 후프를 앞으로 오게 한다.

2. 후프 크기에 따라 후프가 오른쪽 엉덩이를 치고 반동으로 앞으로 후프가 추진된다.

3) 왼쪽 어깨 후프 놓고 몸을 1/4로 회전
   1. 오른손 허리 뒤쪽으로 뻗어 후프를 엄지 아래 방향으로 잡는다.
   2. 오른손 엄지를 위 방향으로 향하게 잡고 등 뒤에서 후프 원 그리며 돌린다. 엄지를 360도 회전 후프가 돌면서 몸도 같이 돌려 앞으로 보게 한다.
   3. 후프가 더 이상 전진하지 않도록 왼팔을 뻗어 저지시킨다.

(4) 후프 기본 동작 연결하기

혼자서, 짝과 함께, 여럿이 모여 기본 동작을 순서대로 연결해 본다. 두 사람 톱질하기, 두 사람 좌우 흔들기, 두 사람 턴 하기, 두 사람 운전하기, 두 사람 번갈아 함께 이동하면서 턴 하기 등 음악에 맞추어 후프 기본 동작을 순서대로 연결한다.

움직임 자체를 싫어하거나 체력이 허약한 학생들도 즐겁게 활동하며 체력을 증진할 수 있고, 열량 소모가 높아 체중 감량에 탁월한 효과를 가지고 있다. 후프 댄스는 음악과 신체 동작의 율동이 여학생들이 좋아하는 신체 리듬과 잘 어우러져 즐길 수 있기 때문에 요즘 학생들의 기호나 신체활동에 적합할 뿐만 아니라 체육수업으로 수행평가 종목으로도 가능하다.

(5) 후프 댄스의 장점

좋아하는 음악으로 후프 운동을 실시함으로써 스트레스가 해소되고 심폐 기능이 강화되어 체력 향상에 도움이 된다. 친구들과 함께 어우러진 신체활동은 힘든 동작도 쉽게 즐거운 마음으로 할 수 있어 근력 강화에 도움이 된다. 특히 협응성 운동과 균형미 및 관절 건강에 많은 도움을 주는 운동 종목으로 청소년 뼈의 성장을 촉진하고 골다공증 예방에 좋다. 또 신체적 조건을 가리지 않아 이상적인 평생 체육활동으로 친구들과 함께 팀 활동을 할 수 있어 공동체 의식과 협동심이 길러질 뿐만 아니라 공간 지각 능력과 뇌를 깨워 청소년들에게 아주 적합한 운동이다.

친구 사랑 후프 사랑 어울러진 후프 짝 댄스를 다음과 같이 소개한다.

(6) 후프 댄스의 보급

후프 운동은 단순한 돌리기가 아니라 음악에 맞추어 여러 가지 발동작이나 손동작, 춤동작, 안무를 섞어가며 자신이 좋아하는 음악을 병행하여 신나고 재미있는 동작을 해 신체활동 표현과 운동 기능을 활성화는, 친구와 더불어 율동을 이어가는 공동체 놀이다. 특히 일선 학교에서는 이를 활용하여 후프 댄스 경연대회나 후프 매스 게임 창작 후프 대회 등을 하고 있다. 또 일반인들의 후프 퍼포먼스를 통한 위문 공연이나, 건강 100세 시대에서 행복한 삶의 충전을 위해 건강한 비타민을 얻는 건강 체조 활동도 있다.

> 😊 "빙빙 할배, 연말에 학교 학예제가 있는데 후프 댄스 친구들과 함께 참여하고 싶어. 하나 가르쳐 주세요."
>
> 👴 "후프 댄스하면 이 할배가 딱 잡고 있지. 그럼 어디 한번 배워봐."
>
> 😊 "고마워요. 우리 빙빙 할배 짱이야."

아침의 나라에서

순번	가사(1절)	동작 설명
1	간주 8	후프 양손 위 뻗고 좌우 흔들기
2	간주 8	후프 오른손 잡고 앞에서 좌, 우 풍덩
3	모두가 다정한 친구처럼	팽이 돌리며 돌기 8번
4	모두가 다정한 형체처럼	허리 주변 후프 돌리기 8번
5	우리의 가슴이 열리는 곳	측면 돌리기 4번
6	오 서울 코리아 16박	8자 돌리기 4번
6	오 서울 코리아 16박	착시 4번 4번
7	사랑이 넘치는 거리에서	좌 측면 돌리기 4번
8	바람이 시원한 강변에서	좌 8자 돌리기 4
9	일류의 꿈들이 피어난다	에스컬레이터 우 8박
10	오 서울 코리아 16박	에스컬레이터 좌 8박
10	오 서울 코리아 16박	착시 4번
11	푸른 하늘에 나부끼는 깃발은	머리 위에 후프 돌리기 4박 덩더꿍 다리 사이로 후프 빠져나오기 넓적다리 들어 주기 넓적다리 들어주기
12	세계가 하나로 뭉쳐지고 평화의 손길	한 손 풍덩풍덩 좌우 흔들기
12	세계가 하나로 뭉쳐지고 평화의 손길	2박자 접어 올리기 1회
13	모이자 모이자 16박	무릎 반동 운전하기 이동하기
14	아침의 나라에서 16박	무릎 반동 양손 좌우 파도타기
15	모이자 모이자 16박	무릎 반동 운전하기
16	우리함께 달리자 16박	무릎 반동 양손 좌우 파도타기

순번	가사(2절)	동작 설명
1	간주 8	후프 양손 위 뻗고 좌우 흔들기
2	간주 8	후프 오른손 잡고 앞에서 좌, 우 풍덩
3	나라와 나라는 이웃처럼	팽이 돌리며 돌기
4	나라와 나라는 가족처럼	허리 주변 후프 돌리기
5	모두가 하나로 이어지는 곳	측면 돌리기
6	오 서울코리아	8자 돌리기
6	오 서울코리아	착시 4번
7	찬란히 떠오른 햇빛아래	좌 측면 돌리기
8	언제나 이 땅은 아름답게	좌 8자 돌리기
9	지구의 미래로 밝아오라	에스컬레이터 우
10	오 서울 코리아	에스컬레이터 좌
10	오 서울 코리아	착시 4번
11	푸른 하늘에 나부끼는 깃발은	머리 위에 후프 돌리기 4박 덩더꿍 다리 사이로 후프 빠져나오기 넓적다리 들어 주기
12	세계가 하나로 뭉쳐지는 평화의 손길	한 손 풍덩풍덩 좌우 흔들기
12	세계가 하나로 뭉쳐지는 평화의 손길	2박자 접어 올리기 1회
13	모이자 모이자	무릎 반동 운전하기
14	아침의 나라에서	무릎 반동 양손 좌우 파도타기
15	모이자 모이자	무릎 반동 운전하기
16	우리 함께 달리자	후프 넘기 조깅 뛰기 좌, 우 물결 끝

3. 후프 컬링 경기

후프 컬링은 스톤을 이용하여 굴리는 대신 후프를 사용하는 경기이다. 경기 규칙은 간단하게 대회에 맞게 적용하거나 협의에 의해 결정한다.

준비물
- 후프, 고깔, 탁구라켓

■ 구성 인원
3~4명

■ 포지션 투구자(1~2명), 스위퍼 1명, 스킵 1명
역할 투구자 후프 굴리는 사람, 스위퍼 탁구라켓을 이용하여 후프 좌·우 전진 및 방향 조절, 스킵 팀 주장 하우스 근처 이동 및 전략 등을 세우는 사람

■ 경기 규칙
1. 후프는 똑같은 규격을 사용한다.
2. 선수는 개인 혹은 단체로 구성
3. 단체전은 남자, 여자, 혼성으로 3~4명을 구성한다. 상황에 맞게 구성 가능

4. 개인전, 남, 여성별 경기를 한다.
5. 자유형 경기는 남, 여 구분 없이 팀을 구성하여 경기한다.
6. 점수 1라운드 끝났을 때 티 지점에 들어가거나 아니면 가장 가까운 후프를 1점씩 계산하여 점수가 가장 높은 팀이 1엔드 승자가 된다.
7. 2엔드는 점수가 높은 팀(개인)이 먼저 굴린다.
8. 라운드까지 실시한다.
9. 경기장은 출발선부터 표적지까지 초등 ±10M 중학교 ±20M고, 일반±30M 주체에 따라 자유롭게 정한다.
10. 출발선에서 파울선까지 거리 3M
11. 1인 1개 후프 사용한다.
12. 후프를 굴려 상대 팀 및 자기 팀 후프를 피해 진행하고 기존에 있던 후프를 제외하기 위하여 겹치게 놓으면 된다.
13. 상대 팀 후프를 제외하지 않으려면 스킵과 스위퍼가 전략을 잘 세워야 한다.
14. 6~8개의 후프를 사용 최종남은 후프 개수와 위치에 따라 승패를 결정한다.
15. 경기장 폭은 상황에 따라 다르지만 대체로 3~4m로 유지하고 후프가 라인을 벗어나면 제외한다.

4. 후프 굴렁쇠 경기

굴렁쇠 경기는 원래 쇠붙이나 대나무 자전거 테처럼 둥글게 만들어 채와 자루를 이용하여 좁은 골목길이나 여럿이 모여 놀이와 게임으로 즐기는 민속놀이다. 후프 굴렁쇠는 굴렁쇠가 아닌 후프를 이용하여 경기하는 것을 말한다.

■ **경기 규칙**
① 개인, 단체전으로 실시
② 개인 남, 여 경기, 단체전 남, 여, 혼성 경기, 자유형 경기 남, 여 구분 없이 경기한다.
③ 장애물 경기, 오래 굴리기 경기, 목표물에 넣기 경기, 팀이 일렬로 목표 지점까지 가거나 또는 왕복 돌아오는 이어달리기 경기를 한다.
④ 후프를 굴렁쇠와 같이 굴리기 위하여 손이나 도구를 이용한다.

5. 후프 달리기

후프를 굴리거나 넘으며 목표 지점까지 도달, 왕복, 이어, 장애물 경기를 한다.
개인 남, 여 경기, 단체전 남, 여, 혼성 경기, 자유형 경기 남, 여 구분 없이 경기한다.

6. 후프 링 던지기

■ **경기 목적**

후프를 활용하여 정확하게 목표물에 넣는 집중력과 소통 그리고 공동체 정신을 함양시킨다.

■ **준비물**

후프 고깔

■ **경기 방법**

1. 개인 단체전으로 실시
2. 개인전 남, 여 경기
3. 단체전 남, 여, 혼성 경기.
4. 자유형 경기 남, 여 구분 없이 경기한다.
5. 토스로 순서 정하기
6. 개인 및 단체 점수기록으로 가장 많이 성공한 개인이나 팀에 점수 부여. 가장 높은 점수로 우승을 결정한다.

7. 후프 플라잉 경기

■ **경기 목적**

여가 활동이나 체육수업 시간을 활용한 체력을 기르고 스트레스를 해소하여 즐거움과 행복감을 찾아가는 놀이형 팀 스포츠활동임. 작은 후프를 이용 팀을 나누어 던지고 받는 놀이로 체육활동의 기초 기능을 향상하고 단체활동을 통하여 협동심과 공동체 의식을 함양하며 개인의 집중력을 기르고 스트레스를 해소하는 경기임.

■ **준비물**

체력향상용 후프, 고깔, 호각, 조끼, 안전교육 지침서, 구급약품

■ **경기 방법**

1. 단체전 남, 여, 혼성 경기 한 팀 8명(여건에 따라 인원 조정)
2. 1세트 7분, 3세트 경기
3. 토스로 공격과 수비 결정
4. 공격자는 후프를 받고 5보 이상 걷지 못함. 후프를 갖지 않는 선수는 위치 이동 가능
5. 후프를 잡은 선수를 신체적으로 터치를 할 수 없음
6. 후프가 날아가는 도중에 가로채거나 먼저 터치하는 선수에게 우선권이 있음.
7. 땅에 떨어지면 마지막 터치한 반대팀이 공격권을 가진다.
8. 득점은 고깔 위치를 중심으로 3m 밖에서 라인을 밟지 않고 슛 땅하여 고깔 안

에 들어가면 골인으로 득점으로 인정함.
9. 기타 경기 규정은 대회 규정에 따라 정하여 실시함.

V

군중 속 후프 이야기

1. 후프 공연

> 😊 "빙빙 할배 후프를 이용하여 공연할 수 있나요."
>
> 👴 "후핑 톡 당연한 이야기를."
>
> 😊 "어떤 공연이 있나요."
>
> 👴 "어디 보자, 빙글빙글 씽씽 얏! 자 지금부터 설명을 잘 들어봐."
>
> 😊 "네."

　야외나 실내 공개된 장소에서 관객에게 연출하는 것으로 나라와 공연기획에 따라 공연하는 절차와 방법이 다르다.

2. 버스킹

(1) 버스킹

후프의 기술과 자신의 잠재 역량을 신체의 예술로 표현하는 것으로 길거리에서 자유롭게 관객과 소통하며 후프의 독창적 고난도의 움직임 예술을 홍보하고 후프 저변 확대를 위하여 노력하는 사람.

(2) 준비물

여러 가지 후프 소품, 음악, 휴대용 앰프와 마이크, 기타

(3) 연출기획

개인, 단체로 구성하여 프리하게 또는 계획적으로 연출 관객들에게 호기심을 불러일으킨다.

3. 서커스

(1) 서커스

후프 고난도 기술 이용 감히 따라 할 수 없는 묘기로 관중에게 스릴과 즐거움으로 관객의 마음을 사로잡는 곡예를 선보인다.

(2) 준비물

여러 가지 후프 소품, 음악, 휴대용 앰프와 마이크, 기타

(3) 연출기획

개인, 단체로 구성 프리하게 또는 계획적으로 연출 관객들에게 호기심과 순간순간 손에 땀을 쥐게 하는 스릴 넘치는 장면을 연출하는 것

4. 매스 게임

후핑은 가을 운동회 개회 준비 행사로 학교에서 후프를 이용한 매스 게임을 배우면서 도대체 매스 게임이 어떤 것인지 궁금해했다. 빙빙 할배에게 매스 게임 뭐야 하고 묻자 빙빙 할배, 어디 보자. 컴퓨터를 켜고 매스 게임에 대하여 검색하여 손자에게 다음과 같이 보여주었다.

체육대회나 올림픽경기 대회 등의 개회식·폐회식 때 관중들에게 보여주기 위하여 주로 실시된다. 매스 게임은 주제를 선정하여, 기(起)에 해당하는 입장, 승(承)에 해당하는 열과 오의 정렬, 전(展)에 해당하는 연기, 결(結)에 해당하는 퇴장의 네 단계로 구성된다.

아름다운 음악과 다양한 색채 및 대형의 변화는 관중을 매료시키며, 리본이나 곤봉 등 갖가지 소도구를 사용하기도 하고, 민속무용이나 농악 등 그 나라 고유의 놀이도 포함하여 실시할 수 있다.

또한 관중석에서는 스탠드 매스 게임이라고도 하는 카드섹션이 행하여지는데, 이를 통하여 문자와 그림 등으로 참가한 국가나 지역의 특징 및 명칭을 연출하기도 한다.

매스 게임의 역사는 근대체조의 시조라고 불리고 있는 독일의 얀(Jahn, F. L.)으로부터 시작되었다. 1811년 6월 얀은 베를린 교외에 체조장을 개설하고 체조를 가르쳤는데, 1819년 독일의 혁명운동에 가담한 죄로 경찰의 감시를 받게 되면서 체조도 민족의 응집력을 강화시킨다고 하여 금지되었다.

1825년 얀이 석방되고 금지령이 해제되자 체조의 날을 만들고 체조제(Turnfest)를 시작하여 체조에 의한 데몬스트레이션(Demonstration)이 행하여지면서 관중을 염두에 둔 체조가 행해졌는데, 이것이 오늘날의 매스 게임의 효시라고 할 수 있다.[3]

> "후핑 톡 운동회 때 식전 공개행사로 후프 매스 게임해 보았지."
>
> "네. 연습할 때는 정말 힘들었지만 많은 청중들 앞에서 후프의 군무를 펼치면서 박수갈채를 받을 때 정말 행복했어요."
>
> "그렇지. 그게 바로 후프의 매력이지. 이 할배가 후프 매스 게임 프로그램을 하나 이야기해 주지."

구분	대형	동작 설명
	입장	
1	1열 종대 8열	머리 위 양손 뻗고 후프 반동 반짝이
2		본부석을 향해 달려 나오기
3		몸 앞에 운전 자세
4		머리 위로 올렸다 내리기
5		좌우 턴
6		우측 돌며 양손 앞 뻗기 좌측 4번
7	원 8개	원 만들기 8개
8		후프 들고 밖으로 양손 후프 잡고 우측으로 포인
9	원 대형 부채	원 대형으로 후프 허리 위치에서 머리 위로 부채 만들어 돌기
10		4명씩 이글루 만들기
11	1열 종대 8열	가슴 앞에서 머리 위로 순차적으로 들고 내리기

---

[3] 네이버 지식백과

12		홀과 짝 좌우 포인트 찍기
13		후프 무지개 돌리기
14	1열 횡대 8열	후프 들고 원 만들기 앉고 일어서면서 바깥 보기
15		앉고 일어서면서 안쪽 보기
16	원형	앉고 서기 파도타기
	2열 종대 4열	두 사람 서로 마주보기
	후프 2인 짝 체조	
	퇴장	

순서	가사	안무
	전주	후프 운전 무릎 반동
1	내일의 꿈을 꾸어요. 언제나처럼	후프 양손 잡고 머리 위 파도타기
2	꼭 이루어질 거라 항상 다짐하면서	양손 후프 잡고 짝과 걸어가며 톱질하기 (하나, 둘, 셋, 넷에 후프 박수)
3	그대 내 손을 잡아요. 또 두려워 마요.	후프 양손 잡고 바닥 2번 두드리고 후프 짝과 두드리기 반복
4	우리 함께 있으면 어떤 어려움도 두렵지 않죠.	짝과 후프 마주 잡고 오른발 왼발 호핑 돌고돌고 돌고
5	저 하늘 높이 날아올라 꿈들을 찾을래요.	짝과 함께 후프 한 손 번갈아 밀고 당기기
6	난 할 수 있어요. 우리 함께 걸어 나가요.	후프 두 개 포개어 짝과 함께 팔짱 끼고 시계 반시계 방향으로 돌기
7	Make your dream 그대의 바람처럼 간절히 바라던 두 손처럼 내일을 향하여 그대의 꿈을 이뤄질 거예요.	후프 평행 양손 잡고 좌우 흔들어 턴 반대로 후프 수평 등 맞대고 돌기
8	Make your dream 우리가 함께해요. 언제나 그대를 믿을게요. 우리에겐 내일의 꿈이 있어요.	후프 한 손 한 개씩 두 개 수평 좌우 크게 흔들기 짝과 함께 톱질

9	딩딩딩딩딩딩딩 딩딩딩딩딩 딩딩딩딩딩딩딩딩딩딩딩 딩딩 딩딩	운전 하나, 둘, 셋, 넷에 멈춰 다섯, 여섯, 일곱, 여덟 후프 박수
10	구리구리 가위바위보	후프 운전하면서 발로 가위바위보 비기면 두사람 운전하면 위치 바꿈 이기면 등 뒤로 돌아 있고 지는 사람 후프로 상대 등 두들겨 주기 반복
2절	간주	동전 돌린 후 파트너 후프 돌아오기
1	그대 내 손을 잡아요. 또 두려워 마요.	후프 양손 잡고 바닥 2번 두드리고 후프 짝과 두드리기 반복
2	우리 함께 있으면 어떤 어려움도 두렵지 않죠.	짝과 후프 마주 잡고 오른발 왼발 호핑 돌고 돌고 돌고
3	저 하늘 높이 날아올라 꿈들을 찾을래요.	짝과 함께 후프 한 손 번갈아 밀고 당기기
4	난 할 수 있어요. 우리 함께 걸어 나가요.	후프 두 개 포개어 짝과 함께 팔짱 끼고 시계 반시계 방향으로 돌기
5	Make your dream 그대의 바람처럼 간절히 바라던 두 손처럼 내일을 향하여 그대의 꿈을 이뤄질 거예요.	후프 평행 양손 잡고 좌우 흔들어 턴 반대로 후프 수평 등 맞대고 돌기
6	Make your dream 우리가 함께해요. 언제나 그대를 믿을게요. 우리에겐 내일의 꿈이 있어요.	후프 한 손 한 개씩 두 개 수평 좌우 크게 흔들기 짝과 함께 톱질
7	딩딩딩딩딩딩딩 딩딩딩딩딩 딩딩딩딩딩딩딩딩딩딩딩 딩딩 딩딩	운전 하나, 둘, 셋, 넷에 멈춰 다섯, 여섯, 일곱, 여덟. 후프 양손 잡고 박수
8	구리구리 가위바위보	후프 운전하면서 발로 가위바위보 비기면 양발 모아 두 사람 돌리기 이기면 뒤로 돌아 있고 지는 사람 후프로 상대 등 두들겨 주기 반복
	반주	친구와 왼손, 오른손 악수하며 후프 팔목 돌리기

5. 후프 챌린지

- 😊 "빙빙 할배, 우리 반에서 오늘 체육수업을 하는데 후프 10개를 가지고 20초 돌리기에 성공하자 친구들이 손뼉을 치며 난리가 났어! 우와 나도 해보자 너도 해볼래 하면서 서로 도전장을 던지는 진풍경이 벌어졌어."

- 👴 "후핑 톡, 그렇지 않아도 오늘 이 할배가 챌린지에 대하여 말해 주려고 했는데 우리 손자 녀석 피는 못 속인다고 하더니 이심전심이구나."

- 😊 "그럼 오늘 우리 반 아이들이 후프 10개 돌리기에 도전한 것이 챌린지야."

- 👴 "오-우케이, 역시 후핑 톡이야. 그래 맞아. 후프 찾아 도전 찾아 후프 챌린지 여행을 떠나볼까? 챌린지라는 것은 도전을 의미하고, 관심을 불러일으켜 누구나 도전해보려는 욕망을 주는 것을 의미하는 것으로 후프를 이용하여 서로 기록을 경신해보려는 도전 정신을 말해."

(1) 후프 기네스북 도전

후프의 크기나 많은 후프를 이용하여 기네스북 공식 기록에 도전하는 것을 말한다. 『J TBS』뉴스 보도에 의하면 "거대 훌라후프 돌리는 남자, 기네스북 등재… "허리 괜찮아?"" 최근 온라인커뮤니티에 '거대 훌라후프 돌리는 남자'라는 제목의 짧은 영상이 게재됐다. 거대 훌라후프 돌리는 사진 속 주인공은 미국인 애 쉬리 타 퍼먼(59)이다. 그는 1979년부터 각종 세계 기록에 도전해 현재 148개의 분야에서 기네스북에 이름을 올렸다. 퍼먼은 지름이 무려 5.04m인 카본 섬유 재질의 훌라후프를 세 바퀴 반 돌려 기네스 세계 기록을 세우게 됐다."

(2) 후프 엔조이 챌린지

학교 사회단체 가족 등이 즐거운 모임이나 행사 운동을 하면서 즐거움을 주기 위한 순간적인 판단으로 도전해 보는 행위로 우스꽝스럽고 이색적인 행동으로 감히 따라 할 수 없는 관심과 우려를 보이는 것을 뜻한다.

6. 재미로 도전하는 후프야! 놀자

> 😊 "빙빙 할배, 오늘 서커스 같은 후프 동작이 너무 멋있었어요."
>
> 👴 "그래?"
>
> 😊 "빙빙 할배, 저도 그런 것 할 수 있나요."
>
> 👴 "그럼, 무엇이든 새로운 것에 몰입해보는 이런 것을 도전이라고 하지. 이 할배가 오늘 우리 후핑 톡에게 후프 도전 과제를 제시해볼 테니까 한번 도전해보렴."
>
> 😊 "야! 신난다."

　나의 운동 역량과 나의 체력 한계는 어디까지일까? 후프 운동을 하면서 자신의 잠재 역량을 발휘해보고 성취감을 느낄 수 있는 후프 도전 과제를 선택하여 도전하라. 그러면 자신감과 자존감이 올라갈 것이다. 하루 일과를 끝내고 나의 능력을 입증해보는 도전과제가 있다는 것이 흥미로운 삶이다. 도전과제를 성공시키면 행복감을 느끼고 스트레스가 확 풀릴 것이다.

　I can't do it을 외쳐보라. 그리고 실천해보라. 결과는 어떤가요? 자신이 도전한 만큼 만족했는가? 만족이든 불만족이든 자신을 믿고 사랑해 보자. 그리고 또 도전하자. 도전하는 만큼 자신을 더 사랑하게 된다. 언젠가 그 꿈은 반드시 이루어지리라. 자신을 진정 사랑한다면 그 누구도 할 수 없는 일을 해냈다고 자신 있게 말할 수 있다.

> 🙂 "후핑 톡 너 자신을 진정 사랑한다면 또 다른 과제에 도전하겠다고 해봐."
>
> 😊 "하 — 하 — 하"

다음과 같이 몇 가지 후프 도전 과제를 부여한다.

개인, 또는 친구, 가족, 단체 등에서 후프를 이용하여 어려운 동작에 재미로 도전해 보자.

■ 도전 과제 1

후프 지름 2, 3, 6, 9m….

허리, 발목, 무릎, 가슴, 목 돌리기에 도전하라!

■ 도전 과제 2

후프 3개, 6개, 9개, 12개…….

허리 돌리기 횟수를 매일 갱신해봐.

■ 도전 과제 3

후프 한 개에 두 명이 들어가 호흡을 맞추며 허리 돌리기 1회, 2회, 3회….

■ 도전 과제 4

친구들과 함께 스크랩을 짜 등을 굽혀 후프를 굴려 몇 사람을 통과시킬 수 있는지 두 사람 세 사람, 네 사람, 다섯 사람…

성공에 성공으로 응수해봐.

■ 도전 과제 5

후프 저글링 2개, 3개, 4개···.
손으로 잡고 공간지각능력을 깨우고, 타이밍을 맞춰봐.

■ 도전 과제 6

후프로 날개를 만들어 봐. 3개, 4개, 5개, 6개······.
지상에서 가장 큰 날갯짓에 도전해봐.

■ 도전 과제 7

이글루 하우스 고층 빌딩 만들기 1, 2, 3, 4, 5층······.
얼마나 높이 쌓을 수 있는지 인간의 한계가 어디까지인지 한번 도전해봐.

■ 도전 과제 8

후프 중심 잡기 손바닥, 머리 등 신체 부위를 이용해봐.

■ 도전 과제 9

후프 부메랑 던지기(역회전 돌리기)로 자신에게 돌아오게 해봐.
2, 4, 6, 8, 10, 12, 14m······.

■ 도전 과제 10

후프 디자인하기 후프를 이용하여 실내 및 실외 장식해보기.
후프 칸막이, 후프 전등, 후프 창문, 후프 꽃장식 등으로 만들어봐.

VI

후프야 워밍업과 체력을 만들어

1. 후프 체조

> 🧓 "후핑 톡 우리나라 리듬 체조의 요정이 누구인지 알고 있니?"
>
> 🙂 "물론이지요. 손연재 선수잖아요."
>
> 🧓 "후핑 톡 잘 알고 있구나."
>
> 😊 "빙빙 할배, 리듬 체조는 어떤 것인가요?"
>
> 🧓 "그렇게 물어볼 것이라 예상하고 이 할배가 리듬 체조에 대하여 공부를 좀 했지. 지금부터 잘 들어봐."

　체조 종목은 남자 체조, 여자 체조, 리듬 체조, 에어로빅 체조, 트램폴린 체조, 생활 체조 등으로 나누어진다. 리듬 체조는 개인과 단체 경기가 있고 5가지 수구 중 개인 경기에서는 4가지 기구를 실시하며, 단체경기에서의 주니어 경기는 단일 수구로, 시니어 경기는 단일 수구와 2가지의 수구를 혼합하여 실시한다. 경기 풀후프, 볼, 곤봉, 리본의 순서로 진행하며(2년에 한 종목씩 로테이션 되어 빠지며 4종목을 실시한다.) 개인 경기는 1분 15초~1분 30초, 단체 경기는 2분 15초~2분 30초 사이에 연기를 실시한다.

　후프(HOOP)는 목재 또는 플라스틱 소재의 직경 80~90cm, 최소무게 약 300g 정도의 수구를 사용한다. 선수는 신체나 바닥 위로 굴리기, 회전, 던지고 받기, 후프 통과하기, 후프 위 요소, 흔들기, 원 그리기, 8자 그리기 등 다양한 수구 요소와 필수 신체 동작 그룹을 조화롭게 구성한 연기를 실시한다. 후프 경기에서는 점프/립, 밸런스, 피봇, 유연성/웨이브의 4그룹에서 조화롭게 분배된 필수 신체 동작 난도를 실시하여야 하며 어떤 그룹도 다른 그룹보다 2개 이상 초과된 난도를 실시할 수 없다. 신체 동작 그룹 난도의 동등하지 않은 사용에 의한 감점은 0.5점이며 다른 그룹보다 2개 이상 많은 난도 실시도 0.5점 감점이 된다. 이상『대한체조협홈페이지』에서 참조한 내용이다.

이 책자에서 말하는 후프 체조는 리듬 후프와 후프 스트레칭 두 가지로 나눌 수 있다. 리듬 체조는 전자에서 설명한 내용과 같고, 후프 스트레칭은 일반적인 스트레칭 체조에다 후프를 이용하여 근육을 수축하고 이완하여 신체 활동 시 운동 효과를 배가하면서 부상을 예방하여 안전한 체육활동을 하는 데 도움을 주고자 하는 것이다.

후프 스트레칭에 대하여 좀 더 자세하게 소개하면 다음과 같다.

2. 후프 스트레칭이란?

- "빙빙 할배 나이에 비해 청춘인 것 같아요."
- "후핑 톡 빈말이라고 해도 기분이 좋구나."
- "아니 다른 할배에 비하면 건강하고 젊어 보이기에 그 비결이 무엇인가 했어! 늘 궁금했거든요."
- "비법이 있지."
- "그게 뭔데요?"
- "그것은 바로 후프 운동을 위한 스트레칭 운동을 매일 하는 것이지."
- "후프 스트레칭을 매일 한다고요?"
- "그럼 오늘 후프 스트레칭에 대하여 알려주마."
- "네."

미국에서 앤더슨 이론의 체계를 만든 데이브 리스 교수에 의해 창안되었고, 요가와 비슷한 동작이 많아 나라와 종목마다 그리고 운동 지도자에 따라 많은 변형이 일어났고, 또 시대의 변천에 따라 하는 방법이 아주 다르고 보편화 되어 있다. 운동 전후에 신체의 관절면을 골고루 움직이게 하여 근육과 건을 의식적으로 펴거나 늘리는 동작으로 경기하거나 기타 운동을 하면서, 각 종목별 운동 기능 향상에 도움을 주고 상해를 예방하며 재활 운동으로 새롭게 주목받는 운동 기법이다.

후프 스트레칭은 스트레칭의 기법으로 후프 기구를 이용하여 상해를 예방하고 재활 운동에 도움을 주면서 신체활동이 부족한 현대인들의 근육과 건 관절을 원활하게 작동시켜 유연성과 신체 균형 발달에 도움을 주고자 한다.

■ 후프 스트레칭 운동 효과
- 근의 긴장 완화로 근육조직 손상 예방
- 근력과 관절 가동범위 증대
- 종목별 운동 기능 향상
- 준비 운동 및 정리 운동을 통해 운동할 때 상해 예방
- 근육의 통증 감소와 원활화 근 활동으로 재활 운동 효과
- 말초 순환 기능 촉진으로 원활한 혈액 순환
- 유연성 향상과 신체 균형 발달

3. 트레이닝 후프

> 😊 "빙빙 할배. 사격, 양궁, 컬링 등 집중력을 요구하는 종목에서 운동선수들이 후프 운동으로 경기력을 향상할 수 있나요?"
>
> 😀 "물론이야. 그게 바로 오늘 이 할배가 이야기할 트레이닝 운동 효과라는 것이야. 잘 들어봐"

트레이닝 후프란? 운동 경기력 향상을 위하여 계획적으로 체력과 기술의 조화를 만들어 가는 일련의 과정으로 트레이닝 효과를 얻기 위하여 일정한 강도와 자극을 주어 심장과 폐의 기능을 영구적 효과를 나타낼 때까지 이루어지는 과정을 말한다.

후프 트레이닝은 후프를 이용하여 트레이닝의 효과를 얻어 후프 기능을 향상하여 체력과 기능을 증진 시키는 것이다. 후프 트레이닝은 후프 점핑과 후프 리듬 스텝으로 크게 두 가지로 분류한다.

(1) 후프 점핑

점핑 동작으로 줄넘기처럼 후프를 이용하여 뛰어넘으면서 체력과 기술을 향상하는 것으로 배구 스파이크 높이뛰기 등 점프를 요구하는 운동 종목에 도움이 된다.

1회선 1 도약 점핑 번갈아 조깅 뛰기, 모둠발 뛰기

1회선 2 도약 점핑 한발, 모둠발 뛰기

2회선 1 도약 점핑 한발, 모둠발 뛰기

앞으로 뛰기, 뒤로 뛰기, 측면 뛰기, 조깅 뛰기, 앞·뒤 연속 뛰기, 흔들어 뛰기 등이 있다.

(2) 후프 리듬 스텝

후프 리듬 스텝은 박자를 맞춰 스텝 동작을 후프라는 기구를 이용하여 일정하게 음의 장단이나 강약의 반복을 통하여 스텝을 반복적으로 행하는 것이다.

■ 후프 리듬 스텝 1

작은 후프를 3열 8줄로 놓고 양발 투스텝으로 전진좌, 좌 이동 후, 우, 우 원위치하여 앞으로 전진하는 동작을 반복적으로 실시한다.

익숙하여지면 양쪽에서 동시에 출발 맞은편으로 빠져나오는 연속 리듬 스텝을 말한다.

■ 후프 리듬 스텝 2

작은 후프를 3열 8줄로 놓고 양발 투스텝으로 전진 좌, 좌 이동 후, 우, 우 원위치 앞으로 나가는 동작을 반복 실시하되 전진할 때 방향을 바꾸어 실시하면 된다.

■ 후프 리듬 스텝 3

각종 운동 종목 체력 향상을 위하여 일정한 간격과 리듬 스텝을 이용하여 체력을 증진하는 것이다. 하는 방법으로 전진 좌, 우 펼치고, 모둠발 전진, 앞. 뒤 펼치고, 모둠발 전진 등 프로그램을 만들어 반복적으로 실시한다.

■ **놀이형 후프 리듬 스텝**

후프를 지그재그, 십자형, 원형, 사각형 등으로 놓고 양쪽에서 출발 만나면 가위바위보 이기면 전진 목표 지점까지 빨리 도달하는 팀 승

4. 후프를 이용한 보조 운동

- "빙빙 할배, 한국과 나이지리아 U-20 청소년 월드컵 8강 축구대회를 시작 전부터 준비 운동을 엄청나게 하면 힘들어 본 경기를 어떻게 해."
- "후핑 톡 본 운동을 하기 전에 준비 운동을 겸하여 보조 운동을 많이 해야 부상도 예방하고 경기를 원활하게 팀워크나 기술을 발휘하여 운동의 기능을 최상으로 끌어올릴 수 있단다."
- "빙빙 할배 후프를 이용한 보조 운동을 좀 가르쳐 주세요."

    보조 운동은 각종 운동 종목에 따라 본 운동에 앞서 근육군들을 풀어 주는 운동으로 부상을 예방하고 본 운동의 효과를 높이는 것이다. 보조 운동 순서는 부드러운 동작부터 무거운 운동 단순운동에서 복잡한 운동으로 실시하여야 근육, 심폐조직을 점진적으로 자극을 주어 본 운동 시 운동 효율적인 운동 효과를 낼 수 있다.

    후프를 이용하여 근수축과 이완으로 본 운동을 하면서 상해를 예방하며 효과적인 운동을 하기 위한 보조 운동은 체력 향상과 부상 예방 동기부여와 공동체 정신을 함양하는데 가능한 한 2인 이상 단체활동을 하도록 프로그램을 구성하는 것이 좋다.

보조 운동 1	방법
후프 톱질	2인 1조 후프 두 개씩 잡고 톱질하기.
후프 던지고 받기	2인 1조 후프 두 개를 동시에 던지고 받기.
후프 동전 돌려 왕복 달리기	2인 1조 후프 각자 동전 돌리고 상대 후프 돌아 자신의 후프를 돌리며 달리기.
후프 놓고 원 바운드 게임	2인 1조 또는 4명이 동시에 후프를 2개 또는 4개를 놓고 상태팀 후프에 원 바운드시켜 상대의 실수를 바라는 게임.

보조 운동 2	방법
리듬 스텝	후프 24개 설치, 3행 8열로 배치. 시작과 끝 지점에서 동시에 2명씩 출발. 좌, 좌, 우, 우, 전진한 횟을 띄우고 다음 사람 출발 음악에 맞춰 리듬감 있게 양발 모아 뛰기.
후프 친구를 보호하라	4~7명 팀 구성 가위바위보로 술래 정한다. 친구 1명을 왕자, 왕비로 정하고 친구 보호를 위하여 고깔을 중심으로 후프를 잡고 시계, 반시계 방향으로 이동. 술래가 정해진 시간 내 또는 음악 한 곡 끝날 때까지 잡아야 한다.
후프 엇걸어 뛰기	후프 앞 8자 돌리며 조깅 뛰기를 한다. 음악, 개수를 활용한다. 팀 전원이 함께 뛴다.

보조 운동 3	방법
후프 굴리며 반 바퀴 따라잡기	체육관 바닥에 원을 그려 조끼를 입고 앉는다. 두 팀 모두 1번 주자가 일어나 반 바퀴 차이 나도록 위치한다. 다음 2번, 3번… 다른 팀을 따라잡도록 후프를 굴리며 돈다. 순차적으로 후프로 터치하면서 굴린다.
후프 십자 가위바위보 게임	후프를 십자로 설치 4팀이 동시에 한발, 양발, 조깅, 강시 등 다양하게 상황에 맞게 멘트. 이동하면서 만나면 가위바위보를 하여 이기면 계속 전진하여 상대방 지역에 있는 고깔, 콘, 공 등의 물품을 많이 가져오는 팀이 승.
후프 챌린지	4~7명의 팀 구성 후프 6개 이상으로 개수를 늘리면서 팀 전체가 한 번씩 시도하여 팀 합계로 승부 결정.

보조 운동 4	방법
후프 멘트 따라 하기	한 사람 후프 줄 연결 끌면서 이동. 후프 안에 있는 사람은 멘트에 따라 걷기, 조깅, 강시, 양발, 한발 등으로 스텝을 바꾸며 목표 지점까지 이동.
후프 친구 구출하기	왕복 지점을 고깔로 표시. 출발 지점에서 맞은 편 있는 같은 팀 한 사람씩 후프 안으로 들어오게 하여 빨리 출발지점으로 도착. 팀 구성이 다 모이면 양팔간격으로 손을 잡고 후프 통과. 손 사용금지.
후프 스타 연속 패스	5명씩 팀 구성 별 모양을 만들어 후프 하나를 던져 빠르게 패스. 이어 2개, 3개, 4개 개수를 늘리며 가장 빠르게 5회 이상 패스를 하는 팀 승.

보조 운동 5	방법
공 굴려 후프 안에 넣기	15~25m 거리에 후프를 상황에 맞게 설치. 출발 지점에 후프 향해 공을 굴려 후프 안에 넣기. 후프를 다음 지점으로 이동 가장 빠르게 목표 지점까지 후프를 이동시키면 이긴다.
후프 집중력 게임	후프 한 개에 6~8명이 잡을 수 있도록 줄을 묶는다. 후프 연결줄을 잡고 후프를 평행하게 목표 지점까지 이동. 후프 중앙에 추를 가장 먼저 목표 지점 병, 페트병 안에 넣으면 다음 팀이 출발하는 게임.
후프 릴레이 게임	후프를 넘으며 목표 지점까지 갔다 오면 다음 사람이 후프를 받아 계속 뛰어 갔다 옴 가장 먼저 도착하는 팀이 이긴다.

보조 운동 6	방법
후프 허리 돌려 걷기 게임	후프 허리를 이용하여 돌리며 왕복 거리 또는 트랙을 이용하여 돌기를 하여 가장 먼저 들어오는 개인 또는 팀이 승리한다.
후프 보물 모으기	후프를 원형, 삼각, 사각형 등을 만들어 후프를 놓고 팀별 1명씩 참가. 가운데 후프에 공, 콘, 고깔, 콩주머니 등을 놓고 한 번에 하나씩 자기 팀 후프에 많이 갖다 놓고 다른 팀 보물을 가져와도 인정. 가장 많이 모으는 팀이 이긴다.
후프 살리기	동전 돌리기로 후프를 돌려 바닥에 멈추기 전 돌아가는 방향 따라 터치하여 추진력을 주므로 후프를 되살아나게 하는 게임. 한 사람이 한 번씩 돌아가며 터치. 후프가 멈추면 게임 종료.
보조 운동은 가능하면 2인 이상 구성을 하여 팀 단위로 실시하며 10분 이내로 실시하는 것이 좋으며 함성을 지르고 협동하는 게임으로 구성하는 것이 좋다.	

5. 후프 준비 및 정리 운동

> 😀 "빙빙 할배 준비 운동이나 정리 운동 역시 본 운동 전에 반드시 실시해야 하나요."
>
> 😀 "물론이지. 후핑 톡 어떤 운동이든 시작 전 준비 운동과 종료 후 정리 운동해야 부상 예방과 근육의 피로를 풀어 줄 수 있단다."
>
> 😀 "빙빙 할배 시간 끌지 말고 좀 간단하게 설명해줘요."

(1) 준비 운동

안정된 상태에서 갑작스럽게 과격한 운동은 신체 각 기능이 급격한 변화와 자율신경계와 호흡·순환기 계통의 급격한 변화로 신체 이상을 유발할 수 있고 각 운동 종목에 따른 기능을 제대로 발휘하기가 어려우며 본 운동을 하면서 상해를 일으킬 수 있다. 따라서 준비 운동을 실시함으로 체온을 상승시키고 심장과 관절에 부담을 적게 주어 여러 가지 신체장애를 미연에 예방할 수 있어 특히 운동 부족인 사람과 시니어들에게 효과적인 운동 방법이기에 꼭 준비 운동을 실시해 주기를 바란다.

(2) 정리 운동

본 운동을 통하여 신체에 축적된 젖산을 빠르게 회복시켜 근육피로를 없애 정상적인 상태로 되돌아 회복시켜 주는 운동으로 평소 운동을 하지 않는 사람이나 갑자기 운동하여 무리한 운동으로 근 통증을 유발할 수 있어 정리 운동을 통하여 근육 통증을 감소시키고 상해를 예방하는 데 효과적이다. 특히 본 운동의 격렬한 운동에 따른 강도를 점진적으로 감소시켜 혈액 순환과 여러 가지 인체의 기능을 운동 전 수준으로 정상적인 안정상태로 회복시키는 운동이라 정리 운동은 가벼운 움직임과 활동으로 근육의 수축과 이완으로 전신에 산소를 공급하고 혈액순환을 원활하게 하는 것이 좋다.

준비 운동		정리 운동	
발목 운동	양손 머리 위 후프 까치발 들기. 좌우 번갈아. 양발 동시에.	발목 운동	좌우측 운동 오른쪽 옆으로 한걸음 뒤꿈치 들기 차렷.
다리 운동	양손 후프 잡고 머리 위로 팔 굽혀 올리기. 무릎 들고차고 무릎 운동. 들고 내리고 45도로 차기. 측면 후프 손 짚고 반대 발 다리 들어 뻗기. 측면 후프 손 짚고 반대 발 측면으로 발끝 포인트 차려 자세 옆 포인트 반복. 측면 후프 손 짚고 반대발 측면으로 뻗어 내리고 이어 들어 옆 내리고 들기.	다리 운동	다리 왼쪽 45도 뻗어 한 바퀴 돌리며 차려 자세를 유지 무릎 들어 올리기 반대 지면을 스치면서 뒤로 발 뻗고 차렷.
		옆구리	후프 오른쪽으로 턴 앞다리 굽히고 뒤쪽 다리 뻗기 반대.
		가슴 운동	후프 뒤쪽 허리에 붙이고 양팔 좌우 굽혀 후프 잡고 가슴 앞으로 내밀기.
등뼈 운동	양손 운전 앞 팔 뻗고 양발 크게 옆 벌리고 허리 숙여 등 수평 만들기 무릎 약간 앉으며 반동. 천천히 4번 빠르게 4번.	등뼈 운동	후프 양손 위로 천천히 허리 숙여 후프 발목까지 내리기 반복.

	준비 운동		정리 운동	
옆구리 운동	양팔 벌려 운전 좌우 옆구리 돌려 방향 전환.	어깨 운동	한쪽 팔 위로 뻗으며 양발 뒤꿈치 들기. 운전 무릎 반동 주며 6시 12시 핸들 돌리기.	
가슴 운동	양팔 운전 앞. 양팔 앞으로 뻗고 굽히기 가슴을 펴고 팔 가슴 운동.	목 운동	후프 운전 목 좌우 뒤 도리도리.	
어깨 운동	기마 자세 운전 12시 6시 방향으로 손 팔 좌우 회전하면서 어깨 팔운동.			
온몸 운동	허리 좌우 비틀기 양팔 운전 머리 위로 후프 잡고 뻗기. 다리 우측 돌리기 우측 수직 좌측 돌려 발 앞 포인트 뒤꿈치 들어 턴 좌우 반복 좌우 턴 하면서 무릎 반동으로 앉으며 리듬 타면서 실시. 한 팔 굽혀 펴기 후프 윗부분 잡고 팔꿈치 굽혀 다 펴기 기마 자세에서 차렷 자세로 팔 펴고 굽히면서 약간 앉으며 반동 좌우 번갈아 양손 번갈아 굽혀펴기.	뜀뛰기	후프 양손 잡고 45도 위로 뻗으며 반대쪽 발 호핑 스텝으로 옆으로 뻗기. 리듬을 타면서 좌우 번갈아 실시.	
		온몸 운동	후프 머리 위로 양손 잡고 쭉 뻗어 좌우 몸통 돌리고 발 포인트 찍기.	
		숨 고르기	양팔 위로 후프 잡고 천천히 호흡하면서 후프 양손 허리까지 내리기 반복.	

6. 후프 그룹 엑서사이즈(Hoop Group exercise)

> 😊 "빙빙 할배 그룹 운동이 뭔가요?"
>
> 😀 "헬스, 필라테스, 다이어트, 걷기 등 좋아하는 사람이나 같은 운동을 좋아하는 사람들이 여럿이 함께 모여 운동을 하는 것을 말하지."
>
> 😊 "빙빙 할배 우리 가족이 하나 둘 셋 6명이니까 가족 그룹 운동이네요."
>
> 😀 "옳거니 후핑 톡 정말 똑똑해요. 이 할배가 그룹 운동에 대하여 더 자세하게 설명하마."
>
> 😊 "네."

4차 산업 시대를 맞이하여 AI 로봇 등 기계화와 자동화로 인간관계가 단절되는 소외 현상이 점차 증대되어 관계 회복을 위한 인성교육이 더욱 중요해지고 있다. 매스컴을 보면 묻지 마 행동과 나 하나쯤이야 하는 눈살을 찌푸리는 행동으로 개인주의, 이기주의가 삶을 소외시켜 고독한 삶, 행복하지 않은 삶 마음의 문을 닫는 삶으로 흘러가고 있다. 따라서 삶과 쉼 놀이가 하나 되는 공동체문화가 필요하다. 사람과 사람 사이의 어떠한 관계를 맺고 유지하는 것이 더불어 살아가는 삶의 행복을 지속할 수 있도록 학교, 단체, 가족, 지역사회로부터 공동체문화가 이루어져야 할 것이다.

'나'보다 '우리'를 소중히 여기는 강한 공동체 의식, 우리라는 민족 공동체 의식은

계, 두레, 향약 등 우리 조상들의 상부상조와 협동 단결한 생활양식을 잘 표현하였고 오늘날까지 일부 계승되어 오고 있으나 현대사회의 문명 발달로 점차 '우리'보다 '나'의 입장을 중시하는 시대가 되었다.

더불어 행복한 삶을 위해 상대방을 존중하고 서로 협동하며 약속을 지킬 줄 아는 공동체문화에서 살아가는 법을 터득하고 함께 운동하며 '나'라는 인식보다 '우리'라는 결속력과 소속감을 가지는 구성원으로서의 삶의 방식을 그룹 후프 운동에서 찾아야 할 것이다.

학교, 단체, 지역사회에서의 체육활동을 위한 그룹 후프 운동 프로그램을 다음과 같이 몇 가지 소개하고자 한다.

우리의 삶은 자연, 환경과 더불어 살아가기 위하여 모든 생명의 존엄성을 위한 공생하는 공동체 정신이 요구된다.	후프 살리기 3명 이상 그룹을 편성 후프가 멈추지 않고 계속 움직이도록 순차적으로 가볍게 손 터치로 에너지를 불어넣는 놀이 활동
'나'보다 '우리' 모두에게 존중과 배려하는 마음	후프 스타 패스 5명으로 구성 별 모양 패스 후프 체스트 패스 후프 한 개를 이용 익숙해지면 두 개, 세 개, 네 개 연속 던지기에 도전
친구 사랑 실천하기 우리 모두 약한 친구를 보호하면서 서로의 우정을 꽃피우는 체육활동	친구를 보호하라 3명 이상으로 구성 후프 하나를 이용 후프 테두리를 양손으로 잡고 술래가 조끼 입은 친구를 잡지 못하게 원을 중심으로 다 함께 돌면서 친구를 보호
후프 게임으로 친구와 함께 상호 소통과 협동하기	후프 사슬 팀 활동 3명 이상으로 구성 원 형태로 옆 사람과 손을 잡고 후프를 최초 위치까지 손을 사용하지 않고 온몸으로 빠르게 목표 지점까지 이동시키기 위한 한 개, 두 개, 세 개 등 연속후프 사슬 보내기

후프 원형 릴레이로 친구의 부족함을 대신 채우기 위한 봉사 정신과 우정 쌓기	후프 원형 릴레이 5명 이상 구성 원형을 만들어 1번 주자 후프를 손으로 굴리며 원형을 돌아오면 2번 주자가 후프가 멈추기 전에 후프를 이어받아 다음 주자에게 전달하기
상호 협동 일심동체	그룹 후프 등 굴리기 2명 이상 옆으로 나란히 서서 허리를 굽히고 한 사람이 후프를 등위에 굴려 보내기 익숙해지면 인원수 늘리고 굴린 후프를 마지막 사람이 잡는 도전퍼포먼스
상호 협동 소통 배려	그룹 후프 풍차 릴레이 옆으로 나란히 서서 발을 옆 사람과 함께 팔꿈치를 직각으로 붙여 풍차 돌리며 후프를 하나씩 옆 사람에게 전달 익숙하면 후프 개수를 늘린다. 원으로 또는 일자형으로 만들어 연습 게임 도전 형태로 진행

7. 멀티 후프

> 😊 "빙빙 할배 오늘 통통이 친구가 후프 두 개를 가지고 묘기를 선보였어. 이런 후프 종목도 있어?"
>
> 😃 "후핑 톡 물론이지 이게 바로 멀티 후프라는 거야."
>
> 😊 "멀티 후프는 또 뭐야."
>
> 😃 "멀티 후프라는 것은 말이야, 후프 하나로 운동하는 것이 아니라 두 개 이상 후프를 가지고 운동하는 것을 말하지."

하나의 후프를 가지고 한 방향으로 운동하다 보면 한쪽 근육만 발달하여 비대칭으로 신체가 발달한다. 하지만 동시에 후프를 사용하는 운동을 하면 좌우 대칭 근력 강화 균형 잡힌 자세 유지로 협응력과 조정력을 높여 운동 기능과 건강 관리에 좋아 따라서 청소년 및 시니어에게 균형 잡힌 신체뿐만 아니라 치매 예방에도 많은 도움을 준다.

후프 기본 동작

■ 손바닥으로 동전 돌리기

후프 양쪽 밖으로 엄지 방향으로 잡고 후프를 바닥에 놓는다. 오른(왼)손 왼(오른)손으로 번갈아 후프 잡고 동전 돌리기를 한다. 연속 번갈아 가며 실시한다.

■ 양손 측면 돌리기

양손에 후프를 잡고 팔꿈치 겨드랑이에 붙인다. 손을 펴고 4개의 손가락을 붙여 후프를 돌린다. 기능이 익숙해지면 번갈아 앞뒤로 측면 돌리기를 한다. 양손에 후프 앞 돌리기를 하다가 멈추고 이어 백 돌리기를 실시한다. 양손을 번갈아 가며 회전과 브레이크를 번갈아 실시한다.

■ 번갈아 팔 굽혀 팔 뻗어 돌리기

양손에 후프를 잡고 양손 측면 돌리기, 오른(왼)손 앞으로 뻗고 왼(오른)손 측면 돌리기 번갈아 가며 실시.

■ 손목 비틀기

양손에 후프를 잡고 손바닥이 하늘 방향으로 유지 양쪽 어깨 위에 위치 팔꿈치를 굽혀 팔을 수직 방향 오른팔 앞으로 수평으로 뻗는다. 이때 손등이 안쪽방향으로 유지한다. 손등 밖으로 방향을 전환하면서 팔목 비틀며 원위치시킨다. 양손 번갈아 실시한다. 어느 정도 익숙해지면 앞으로 위로 앞으로 아래로 방향을 전환하며 실시한다.

■ 양손 번갈아 엇걸어 돌리기(전진)

양손 후프를 잡고 어깨 위에 위치, 오른(왼)손 왼(오른)손 번갈아 엇걸어 돌리기. 양손 번갈아 엇걸어 돌리기(후진). 배꼽 앞에서 후프 두 개를 교차하여 잡고 오른(왼)손 뒤로 후프 돌리고 왼(오른)손 뒤로 후프 돌리기. 한 번씩 번갈아 연습 익숙해지면 교차로 오른(왼)손 왼(오른)손 번갈아 엇걸어 돌리기 백으로 연속 실시.

■ **아이소 플라워**

한 손 격리 동작을 충분하게 연습한다. 이어 팔목에 후프를 걸고 횃불을 돌리듯 팔을 크게 휘두른다. 한 손 격리 후프, 팔목에는 횃불을 돌리듯 크게 휘두르고 연속적인 아이소 플라워 동작을 연출.

8. 쌍 후프(Twin Hoops)

- 😊 "빙빙 할배 학교 다녀왔습니다."
- 🧓 "아이구 우리 후핑 톡 오늘 지쳐 보이는구나."
- 😊 "아니 오늘 쌍둥이 친구가 두 개의 후프를 가지고 노는데 너무 멋있었어요. 빙빙 할배 후프의 신이잖아 저도 배우고 싶어요."
- 🧓 "아주 좋아 지금 당장 후프 두 개 가져오너라."
- 😊 "네."
- 🧓 "허허, 후핑 톡은 지금까지 후프 한 개만 가지고 놀았으니 그게 바로 원 후프(One Hoop)이고 오늘 후핑 톡이 배우고 싶은 것을 트윈 후프(Twin Hoops) 즉 쌍 후프라고 하지."
- 😊 "빙빙 할배 그럼 여러 개 후프를 가지고 운동하는 것은 뭔데."
- 🧓 "그것은 멀티 후프야."
- 😊 "아하. 그렇구나."
- 🧓 "자 지금부터 쌍 후프를 말할 것 같으면…"

일반적으로 후프 운동이라고 하면 보통 후프 한 개를 가지고 허리돌리기를 하는 것을 말하지만 쌍 후프란 똑같은 크기의 중간 크기의 후프를 가지고 양쪽으로 나눠어 운동하거나 두 개를 이용하여 여러 가지 다양한 기술을 선보이는 것을 쌍 후프라고 한다. 쌍 후프의 좋은 점은 유아, 청소년, 노인들에게 균형 잡힌 신체와 협응성을 발달시키고 뇌의 발달에 많은 도움이 되는 유익한 운동법이다.

> 😊 "빙빙 할배 이론은 이제 그만하고 지금 당장 실기편으로 들어가요."
> 👴 "이녀석 마음이 급해보이는 구나."
> 😊 "빙빙 할배 빨리 배우게 해줘 친구들에게 멋진 후프 기술을 자랑하고 싶어."
> 👴 "좋아 좋아 아주 좋아 지금 당장 시작하지. 후프 두 개 가져오너라."
> 😊 "네."

양손에 후프를 나눠어 쥐고 옆구리에 팔을 붙여 후프 측면 스핀 동작으로 실시, 오른손 앞으로 돌리고 왼손은 후프 멈춰 백으로 돌리기. 오른손 왼손 번갈아 가며 후프 측면 스핀 돌리기, 오른손 앞으로 뻗기, 왼손 앞으로 뻗기, 번갈아 측면 돌리기를 한다.

이어서 후프 8자 번갈아 돌리기 역회전 교차 돌리기
후프 양손 팽이 돌리기
후프 쌍 프로펠러 돌리기

이후 배꼽 앞에서 후프 교차시키고 후프 상단에 양손으로 잡고 손바닥 하늘 방향으로 잡는다. 양손을 아래 궤도를 따라 내린다. 양팔을 옆으로 펼친다. 이어 양손으로 후프를 동시에 돌린다.

"우리 손주 녀석 후프 신동이구나 이제 더 이상 배울 것이 없어 하산하자."

"빙빙 할배 배고파 밥 먹으러 가요."

9. 창의 퍼포먼스 후프

- 😊 "빙빙 할배 오늘 생신 축하해요."
- 👴 "고맙구나."
- 😊 "와 우 그런데 할배 누가 아름다운 케이크, 꽃장식을 후프를 이용하여 만들었지. 정말 신기하네요."
- 👴 "이런 것이 후프의 창의적인 디자인이라고 하지."
- 😊 "빙빙 할배 후프를 가지고 돌리는 것만 생각했지 실생활과 연관된 장식용으로 활용할 거라곤 생각지도 못했네요."
- 👴 "후핑 톡 그래서 말인데 오늘 이 할배가 후핑 톡의 생각을 창의적으로 만들어볼까 했어. 창의 후프에 대하여 알려주마."
- 😊 "네, 할배. 이제 나는 너무 창의적이야."

공간 속에 후프 이용 모형 만들기

아무것도 없는 빈 곳을 우리는 공간이라고 한다. 마음이 울적하거나 계절이 바뀌면 우리가 머무는 방구석에 놓여 있는 가구를 한 번쯤 옮겨 본 경험이 있을 것이다.

공간은 우리에게 삶의 변화를 주는 곳이다. 우리 아이들에게는 안정감 창의적인 상상력을 키워주는 곳이 바로 공간이라 생각된다.

후프 운동은 단지 신체활동뿐만 아니라 후프를 가지고 공간 속에서 창의적인 상상의 모형 만들기를 통하여 친구와 소통하고 융합적인 사고능력을 키워나가는 학습 교재로 활용해보자.

(1) 모형 만들기

- 후프 크기 : 크기 제안 없음
- 후프 재질 : 시중에 판매되는 모든 제품 사용 가능
- 보조 도구 : 테이프, 찍찍이, 기타

■ 삼각형 만들기
① 후프 세 개를 준비한다.
② 후프 한 개를 바닥에 놓는다.
③ 후프 두 개를 맞댄다.
④ 바닥에 놓여 있는 후프에 그대로 놓는다.

■ 후프 사각형 만들기
① 후프 4개를 준비한다.
② 후프를 한 개 세운다.
③ 후프를 테이프 또는 찍찍이를 이용 두 개를 붙인다.
④ 후프 4개를 모두 사용하여 4각을 만든다.

■ 여러 가지 모형을 만들어본다.

(2) 후프 이글루 하우스 만들기

① 후프 6개 준비
② 후프 1개를 바닥에 놓는다
③ 후프 2개를 가상의 밑면 위에 삼각형을 만들어 후프를 그대로 바닥에 놓는다
④ 후프 2개를 가상의 삼각형을 교차하게 바닥 후프에 놓는다. 마지막으로 후프 1개를 4개의 후프 위에 놓아 지붕을 만든다
⑤ 후프의 동그란 모형을 하나의 벽체라 생각하고 상상과 실제를 현실과 가상공간 속에서 만들어 간다
⑥ 팀워크 참여 정신 부여 6명의 학생이 하나씩 후프를 잡고 자기가 해야 할 일을 생각하고 한 사람씩 하우스를 만들어 간다
⑦ 공간 속에서 함께 만들어 가도록 지도한다
⑧ 후프 하우스가 다 만들어지는 순간 모두 함성과 박수로 끝의 의미를 자축하게 한다

■ **사용 방법**
① 후프 안에 들어가 좁은 공간에서 밖의 넓은 세상을 바라본다.
② 집을 들고 이동하여 반환점 돌아오기
③ 집을 한 명씩 통과하기

■ **2층, 3층 4층. 고층 하우스를 만들어 본다**
① 다양한 후프 준비

② 테이프나 찍찍이를 부착하지 않고 도전해 보기

③ 고층 건물을 만들어 가면서 보조 도구를 사용해보기(풍선, 방울, 인형, 리본, 기타)

④ 도전 정신, 소통, 협업, 공동체 의식, 성취감, 창의성, 융합적 사고, 공간 속의 삶의 변화를 느끼게 한다

(3) 꽃, 동물, 상상 모형 만들기

① 다양한 후프 크기 준비

② 팀별로 후프 모형 제목 정하기

③ 모형에 따른 설계와 방법 토의(창의적 사고)

④ 제안서를 제출하고 모형 만들기 시작

⑤ 모형을 이용한 게임. 모형의 의미 부여하기

⑥ 모형을 만들면서 서로 간의 소통, 협의, 공동체 의식을 발휘, 우리는 할 수 있다. 우리는 해냈다. 구호를 외치고 모두 서로를 바라보며 박수와 함성을 지른다

(4) 모형 장애물 놀이

① 지뢰, 장애물, 제목 부여

② 개인, 팀 단위

③ 팀 단위 장애물 지뢰 통과하기

④ 개인 고양이와 쥐 술래잡기

⑤ 음악 활용

(5) 후프 장식 디자인

① 여러 개 후프 준비
② 후프 종이상자로 후프를 세워 고정
③ 후프 아래 윗부분에 꽃장식
④ 리본 축하 메시지 부착
⑤ 방, 사무실, 거실, 기타 실내외 여러 개 후프 활용 기타 창의적인 아이디어로 디자인 후 주변환경과 잘 어울리는 꽃, 전등, 리본 등으로 장식. 공간 속 후프 조형물로 만들어 생활환경 속 다변화로 삶의 질 개선 생활 공간 후프 활용 칸막이 대체 나만의 공간 디자인 구성

VII

사랑이 넘치는 후프 놀이

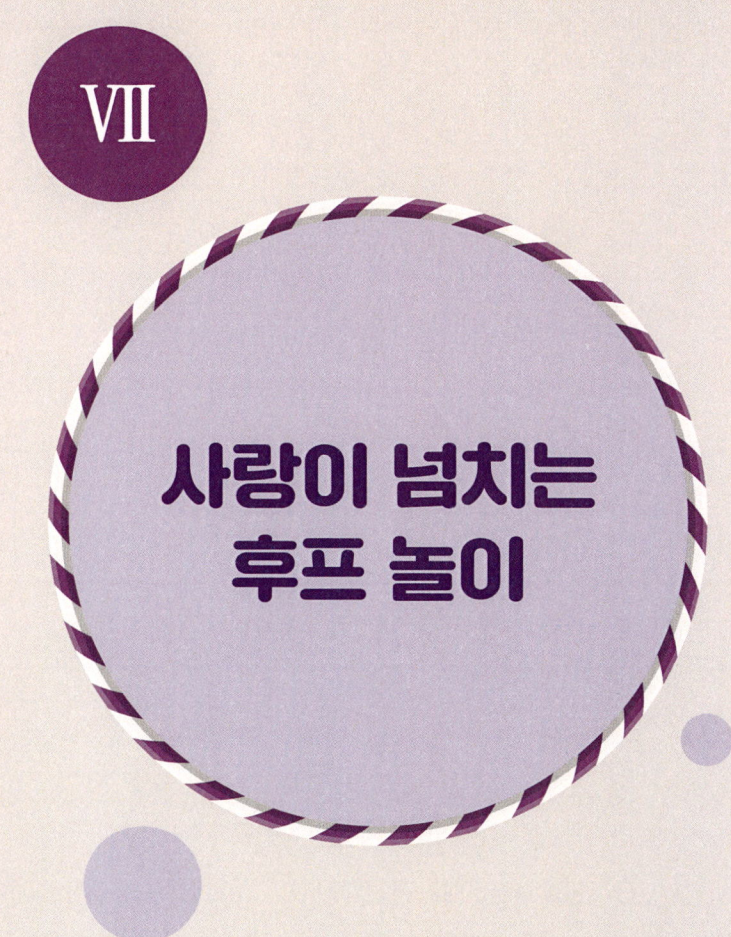

1. 장애인 후프 운동

- "빙빙 할배 오늘 체육수업 시간에 친구들이 힘들어 체육관 바닥에 앉아 배드민턴을 치는 것을 보았는데 장애인도 후프 운동을 할 수 있나요?"
- "그럼 장애인도 후프 운동뿐만 아니라 다양한 종목에 취미나 동아리, 더 나아가 장애인 올림픽 대회 등 각종 운동 대회에 참가한단다."
- "빙빙 할배 그럼 장애인 후프 운동에 대하여 알려주세요."
- "좋아 잘 들어보렴."

『한국장애인고용공단』이 조사한 것에 따르면, "2020년 우리나라 등록장애인 수는 전체 인구의 약 5.1%이다. 장애 유형별로는 지체 장애(45.9%)가 가장 많고, 청각장애 (15.0%), 시각장애(9.6%), 뇌 병변 장애(9.5%) 등의 순"으로 나타나며, 장애인 수가 지속해서 증가추세에 있다.

장애인은 비장애인보다 운동 시설 및 기구, 전문 지도자, 접근성 등 여러 측면에서 어려움과 불편함을 호소하고 있다. 따라서 운동 부족으로 인한 건강 문제와 의료 및 건강 관리 서비스에 대한 낮은 접근성이 만성질환으로 이어지는 경우가 있다.

장애인도 비장애인과 마찬가지로 건강한 삶의 욕구 충족으로 건강하고 행복한 삶을 유지할 수 있어야 한다. 건강 관련 체육활동을 위한 체육시설과 복지 의료시설,

각종 건강 프로그램이 국가정책과 지자체 복지 활동으로 보다 세심하고 촘촘한 제도까지 이어져야 할 것이다. 이에 발맞춰 장애인 스스로 맞춤형 운동을 찾아 자신에게 가장 적합한 운동 종목을 선정하여 생활체육 활동을 통한 신체적, 정신적, 사회적으로 건강한 삶을 영위하도록 노력해야 할 것이다. 따라서 장애인을 위한 적합한 운동 종목 중 하나로 후프 운동을 소개하고자 한다.

의자나 휠체어에서 할 수 있는 후프 운동

운동 종목	방법
후프 톱질	두 사람이 후프 하나를 이용하여 마주 보고 톱질하기
	두 사람이 후프 두 개를 이용한 오른손, 왼손으로 후프 잡고 번갈아 톱질하기
후프 물레 돌리기	두 사람이 마주 앉아 후프 하나로 물레 돌리듯 직선과 곡선운동으로 돌리기
	두 사람이 후프 두 개를 이용하여 오른손, 왼손으로 후프 잡고 번갈아 물레 돌리기
후프 운전	앉아서 후프 양손에 잡고 운전하기
후프 밀·당 운동	두 사람 마주 앉아 후프 양손을 잡고 배꼽부위에서 후프 밀고 당기기
후프 가위바위보 운동	후프를 바닥에 놓고 두 사람이 후프를 중심으로 좌우 벌리면 가위 후프 밖 양발 모아 놓는 바위, 후프 안에 양발을 모아 놓는 보 놀이 이기면 양손 후프 잡고 만세 지면 박수 치기
후프 스텝 운동	두 사람 또는 혼자 후프를 바닥에 놓고 후프 중심으로 좌우 벌리고 가운데 모아 놓고 후프 안과 밖 각각 오른발 왼발 놓고 후프 밖 양발을 음악 박자에 맞게 스텝을 밟는다.
후프 측면 돌리기	의자나 휠체어에 앉아 오른(왼)손으로 후프를 돌리기
후프 8자 돌리기	의자나 휠체어에 앉아 오른(왼)손으로 후프 8자 돌리기

운동 종목	방법
후프 시계 돌리기	의자나 휠체어에 앉아 한 손 또는 양손으로 후프를 6시에서 9시 12시 3시 방향으로 회전시키기
후프 근력 운동	의자나 휠체어에 앉아 왼(오른)손에 후프 잡고 팔 굽혀 후프 목뒤 등에 놓고 위로 올리고 내리기 익숙해지면 손을 번갈아 또는 양손으로 후프 잡고 실시
후프 던지고 받기	의자나 휠체어에 앉아 후프를 한 개를 이용하여 자신의 머리 위로 던지고 받기
두 사람 후프 던지고 받기	의자나 휠체어에 앉아 두 사람이 마주 보고 한 손으로 후프를 잡고 던지고 받기 익숙해지면 후프 두 개를 이용하여 동시에 또는 번갈아 던지고 받기
그룹 후프 던지고 받기	삼각형, 사각형, 별, 원형 모양으로 형태를 구성하여 후를 던지고 받기 익숙해지면 두 개, 세 개 등 개수를 늘려가며 연속으로 던지고 받기
후프 굴리기	의자나 휠체어에 앉아 혼자서 후프 역회전 굴리기
두 사람 후프 굴리기	의자나 휠체어에 앉아 두 사람이 마주 보고 후프 굴리기
그룹 후프 굴리기	삼각형, 사각형, 별 모양 원형 등 형태를 만들어 굴리기 패스

2. 후프 유아 체육

> 😊 "빙빙 할배 체육 활동에도 유아 체육이 따로 있나요."
>
> 👴 "그럼 인체는 연령에 따라 발달 시기도 틀리고 운동 방법도 다양해. 후핑 톡 네 살배기 핑핑 훅 동생하고 공을 차면 누가 이겨."
>
> 😊 "빙빙 할배 그건 게임도 안 되잖아요."
>
> 👴 "그렇지, 그래서 연령대별 체육활동을 구분하여야 해."
>
> 😊 "빙빙 할배 핑핑 훅 동생에게 후프를 가르쳐 주고 싶은데 빨리 배우고 싶어요."
>
> 👴 "그 녀석도 참 알았어."

유아란 만 3세부터 초등학교 취학 이전의 어린이로 정의한다. 유아 체육 프로그램을 『문화체육부(2005)』는 "활발한 신체의 움직임을 수반하는 놀이를 통하여 무한한 잠재력을 신장시켜 개인적으로 행복하게 하고 나아가 유아들의 역량을 국가발전의 자원이 되도록 건강한 신체와 건전한 정신을 기르는 것"이라고 하였다. 유아 체육 프로그램은 유아의 성장 발달과 특성에 적합한 교육프로그램을 만들어 가야 할 것이다.

유아들은 호기심이 많아 끊임없이 신체를 움직이고 만지고 던지고 굴리고 만들기에 관심을 가지고 있다. 후프 운동을 통하여 유아들이 기초적인 운동능력과 사회성을 기르고 자신감과 정서적 능력을 발달시켜 기본적인 인지능력을 향상하는 창의적인 아이로 성장시켜 나가는 데 있다.

협응력이 요구되고 대근육이 소근육보다 더 빨리 발달하며 나이에 따라 빠르게 성장하는 시기와 안정된 형태로 유지하는 시기 등 다양한 변화로 개인차가 있을 수 있다. 유아들은 도구를 활용하여 구르고 매달리고 던지고 굴리는 신체의 갖가지 움직임 활동을 하면서 신체 근육이 발달한다. 따라서 후프 운동을 통하여 후프의 자연스러운 움직임과 모양의 변화에 호기심과 창의성으로 도전적인 움직임의 표현이 정서적, 신체적 사회성과 더불어 뇌를 일깨우는 두뇌 발달에 현저한 영향을 줄 것으로 기대한다.

유아 체육 프로그램으로 후프 운동을 몇 가지 소개한다.

유아 체육 프로그램으로 적합한 후프 운동

운동 종목		방법
후프 운전	후프를 양손으로 잡고 운전	자유스럽게 후프 운전을 하면서 천천히 속도를 내는 걷기, 빠르게 움직이는 뛰기 등을 통하여 신체활동으로 신체적 가치와 교통법규 준수 더불어 살아가면서 서로 양보하고 배려하는 사회성을 기르게 한다.
후프 굴리기	후프를 한 손을 잡고 친구들과 함께 서로 굴린다.	후프 굴리기를 하면서 원을 그리고 다양한 방향으로 움직임을 보면서 창의성을 기른다.
후프 던지기	후프를 한 손 또는 양손으로 던지기	고깔을 이용하거나 물체에 정확하게 던지는 동작 친구와 함께 던지는 배려심 신체 활동 능력을 기른다.
후프 창의성 놀이	후프를 이용하여 동물, 꽃, 건물 등 다양하게 표현하기	후프를 던지고 굴리고 돌리는 운동에서 후프를 이용하여 다양한 모형을 만들어 보면서 친구들과 소통과 창의성을 기른다.

운동 종목		방법
후프 기차 놀이	한 사람이 후프 하나를 가지고 앞 사람과 자기 허리에 연결하여 기차놀이	협동심과 질서 및 배려심을 기르고 규칙을 준수하며 친구와의 관계형을 이어간다.
후프 터널 놀이	후프를 수직으로 세워 터널을 만들어 한 사람씩 또는 여러 팀을 나누어 게임을 한다.	전신운동의 일환으로 손과 발을 이용하여 후프를 통과 자기 차례를 기다리며 친구를 배려한다.
후프 장애물 놀이	후프를 이용하여 다양한 장애물을 만들어 통과하는 놀이	다양한 모양의 후프를 만들어보고 자신과 친구와 함께 만든 장애물을 설치 운영함으로 협동심과 창의성 호기심에 도전해 본다.
고양이와 쥐 놀이	팀 나누어 후프 이용 고양이와 쥐 놀이를 한다.	전신운동으로 달리고 뛰고 숨는 놀이를 신체활동으로 움직임을 극대화하고 공간 활용으로 창의성을 기른다.
후프 고리 던지기	후프를 이용하여 목표물에 정확하게 던져 넣기	후프로 목표물에 넣기 집중력과 신체 기능을 향상
후프 사설 놀이	원을 그리며 친구들과 손을 잡고 손과 손 사이에 후프를 이동시킴	손을 이용하지 않고 후프를 자신의 몸을 통과하도록 친구와 협력하는 자세를 유지한다.
후프 낚시 놀이	후프에 줄을 매달고 후프를 던져 낚시하는 것처럼 물건을 가져오는 놀이	목표 의식과 성취감을 느끼고 집중력과 공간 지각 능력을 기른다.
후프 멀리 굴리기	신발 멀리 차기와 같이 후프를 굴려 가장 멀리 보내는 놀이	후프 잡고 멀리 굴리는 감각기능과 목표 달성으로 성취감을 느끼게 한다.
후프 연속 이동시키기	3인 1조로 두 사람은 후프를 잡고 발아래 놓고 한 친구는 발부터 머리 위로 통과하여 계속 전진하게 하는 놀이게임	후프를 이용하여 목표 지점까지 먼저 도달하는 놀이로 협동심과 체력 향상에 도움이 된다.

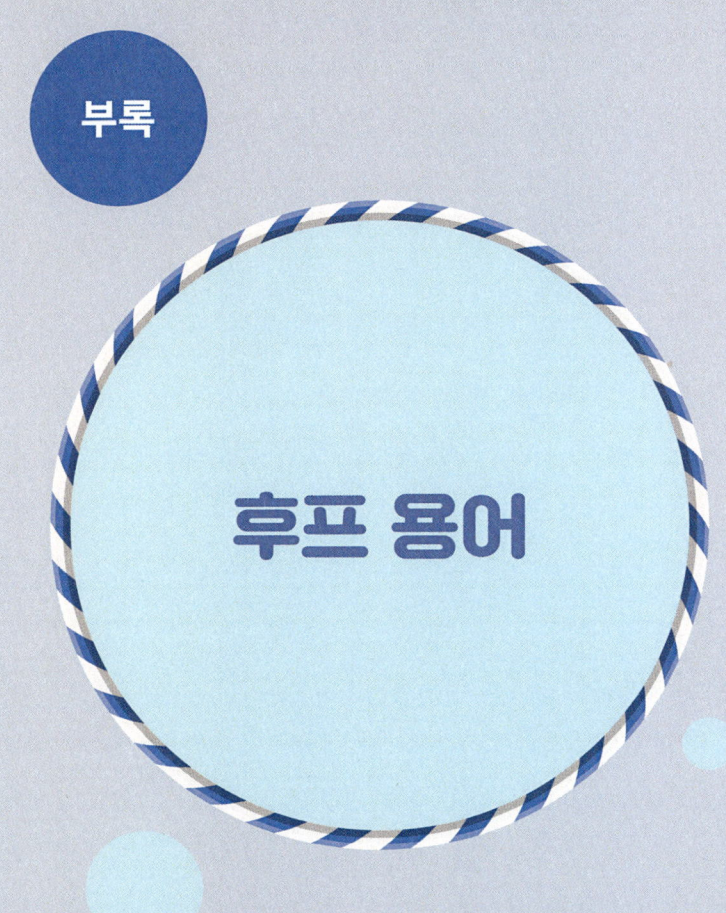

부록

후프 용어

순서	용어	해설
1	Arm Roll Behind The Back loss	오른손 후프 겨드랑이 뒤에서 앞으로 던져 오른손으로 잡아 오른 팔뚝 위로 굴려 후프 왼손 머리 뒤에서 후프 잡아 왼쪽으로 내리기
2	Around the World	동전 돌리기를 하면서 제자리 돌리기
3	Backward Jump Though	오(왼)른손으로 후프 잡고 뒤로 후프 넘기
4	Barrel Roll	후프 9시 3시에 잡고 후프 몸에 밀착 머리 중심으로 궤도 돌기
5	Beginner Escalator	왼쪽(오른) 다리 사이에 후프 발목과 안쪽 허벅지 밀착 왼손 후프 옆에서 잡아 오른쪽 옆구리 쪽으로 후프를 보내며 오른 다리 들어 후프 통과 후프 위쪽 방향으로 공중 부양
6	Behind The Back Juggle Toss	후프 오른 겨드랑이 뒤에서 앞으로 던지고 후프 잡아 오른쪽 팔뚝 위로 굴려 덜어지는 후프 왼손 오른쪽 허리에서 잡아 아래에서 다시 위로 올려 오른손으로 잡기
7	Behind The Neck Toss	목뒤로 피자 던지기
8	Big Circles	양손 후프 잡고 팔 뻗어 정면 보고 360도 크게 돌리기
9	Booty Wrap	엉덩이를 돌아오게 후프를 왼(오른)쪽 엉덩이 방향으로 던짐
10	Body Wrap wedgie	오른손 왼쪽 가슴 쪽에서 훌프 놓고 등과 목을 타고 오른쪽으로 내려오는 후프 오른 손목에 걸고 왼발 무릎 들고 후프 양 무릎에 끼워 비벼 올리기
11	Bow	머리 위 수평 한 바퀴 이어 허리 아래 수평 한 바퀴 연속으로 실시
12	Body Wrap	오른손 후프 잡고 왼쪽 어깨 주위로 후프 던져 왼쪽 어깨에서 오른쪽 어깨로 후프 이동

13	Bresks and Orbit	허리 중심 우측 후프 한손 교체이동 반 궤도 돌리며 멈추고 반대로 반복
14	Cat eye	앞에서 격리 동작 이어 앞으로 수평으로 던져 백으로 수평 이동
15	Chest Hooping	양팔 위로 올려 위쪽 가슴으로 후프 돌리기
16	Chest Roll Pop	양팔 뻗고 후프 팔- 가슴으로 굴려 마지막 반대편 손으로 후프 팅겨 올려 잡기
17	Chest Roll Hand Spin Escalator	양팔 펼쳐 오른손으로 훌프 팔, 가슴 굴리고 왼손 걸어 훌프 몸통으로 넣어 왼손으로 잡고 에스컬레이터 동작
18	Chest Roll Head Toss	오른손으로 팔 뻗어 후프 굴려 목 돌리기 하다가 목으로 토스하여 왼손을 후프 잡기
19	Coin Flip Arm Break	한 손 45도 위 방향 팔 뻗어 손목에 감고 에스컬레이터 동작에서 후프 잡은 손바닥으로 후프 반동 주며 잡기
20	Coin Flip Catch	오른손으로 후프 잡아 왼쪽 목에 던져 오른쪽으로 돌아 떨어지는 후프 잡기
21	Coin Flip Escalator Wedgie	코인 플립 에스컬레이터 웨지 오른손목 후프 감아 머리 위로 넘기기 팔 굽혀 오른 손바닥으로 후프 밖으로 오른손을 후프 목뒤로 돌려 떨어지는 순간 오른 무릎 들어 후프 받치고 양손 만세 후프 머리 몸 다리 양 무릎에 훌프 끼워 에스컬레이터 동작
22	C Roll	양팔 C자 모양으로 만들고 후프 왼(오른)손으로 팔과 앞가슴으로 굴러 가게 한다.
23	Double Escalator Break	에스컬레이터 동작에서 올라오는 후프 누르고 누른 손으로 다시 후프 잡아 위쪽으로 보내고 후프 몸통에서 나오게 한다.
24	Elbow Hooping	팔꿈치 후프 돌리기

25	Elbow Hooping Passes	오른(왼) 엘보 돌리기에서 왼 엘보로 이동
26	Escalator Arm Break Fold	후프 왼손 팔목 감아 오른쪽으로 후프 던져 오른 팔목으로 멈춤
27	Escalator Arm Hook To Knee Trap Wedgie	오른손 후프 잡고 왼쪽 어깨 왼발 들어 후프 놓아 양 허벅지 끼워 에스컬레이터 동작
28	Escalator Break	에스컬레이터 동작에서 올라오는 후프를 왼(오른)손으로 누르고 다시 에스컬레이터 동작
29	Escalator Forearm Break	왼(오)팔 위로 들어 후프 에스컬레이터 동작후프 허리 근처에 오른 팔뚝과 오른쪽 다리 들어 후프 반동 주기
30	Escalator To Backpack	왼(오)팔 뻗고 후프 팔목 감아 내리면서 양팔 뒤 나란히 등짐 자세로 360도 종종걸음으로 돌기
31	Escalator Knee Break	에스컬레이터 동작을 무릎을 높게 들어 후프가 옆구리와 무릎 사이에 멈춰지게 한다.
32	Escalator Wedgie	에스컬레이터 동작
33	Extension	손등으로 크게 원 그리며 후프 돌리기
34	Flower	한 손 스핀 돌리기 동서남북 크게 팔을 뻗어 꽃 모양 만들기
35	Fold	후프 한 손 잡고 앞으로 팔 뻗어 팔 반동으로 후프 손목에 감고 풀기
36	Forward weave	후프 잡고 손목을 이용 8자 돌리기
37	Foot Toss Back Roll	풋 토스 백 롤 오른발에 후프 돌려 팔 등으로 후프 롤 잡기
38	Ghosting Isolation	좌우 수평 유지 오른손 후프 잡고 왼손 링 만들어 좌우 던져 궤돌 돌리기
39	Hand Spin	왼(오)팔 좌우 뻗어 후프 잡고 동전 돌려 잡기

40	handing off the hoop	허리 주변으로 후프 오른손 왼손 번갈아 후프 잡고 돌리기
41	Head Hooping	이마로 후프 돌리기
42	Helicopter Wedgie Escalator	오른 허리 뒤쪽으로 후프 가지고 왼쪽 허리에서 오른 무릎 들어 후프 무릎에 끼워 에스컬레이터 동작
43	Helicopter	허리 주변으로 한 손 후프 잡고 프로펠러 돌리기
44	Hoop toss	후프 수직으로 공중 던지기
45	Hug Wrap Escalator	오(왼)른손 후프 잡고 머리 위에서 왼쪽 발목까지 후프 내려 왼손으로 에스컬레이터 부양 왼손을 머리 위에서 잡기
46	Infinite Body Wrap	후프 오른손에서 왼쪽 허리 뒤에 놓아 후프 앞으로 이동 왼손 열중쉬어 자세에서 오른쪽에서 잡기
47	Intermediate Escalator	왼손 후프 잡고 머리 위에서 발목 아래로 후프 내리기 오른발 왼발 앞으로 다리 꼬며 다시 왼손으로 후프 머리 위 방향으로 에스컬레이트 동작
48	Isolation	한 손 후프 잡고 12시 3시 6시 9시 방향으로 고정된 원을 그리며 돌리기
49	Iso Pop	격리 동작에서 앞으로 후프 던지며 팔 뻗고 다시 격리 반복
50	Jump through	후프 양손 잡고 양발 모아 후프 넘기
51	Kick Start Knee Hooping	오른 발목 후프 끼어 왼발 뒤꿈치로 후프 돌리자마자 왼발 등으로 후프 들어 무릎돌리기로 연결
52	Kick Up To Wedgie	후프 오른발등에 올려 오른 무릎 차올려 후프 머리 위 통과
53	Knee Break	오(왼)른손 후프 잡고 왼 무릎 들어 무릎 위에 후프 던져 무릎으로 멈추며 후프 손으로 잡기

54	Knee Flip Escalator	오른팔 들어 후프 팔목에 걸어 백 동작 왼손 후프 놓고 오른쪽 다리 뒤로 후프 걸고 오른손 잡아 머리 위로 훌프 넘겨 양쪽 무릎에 끼워 에스컬레이터
55	Knee Hooping	후프 무릎 돌리기
56	K Roll	양팔 위아래 K자 모양으로 위에서 아래로 굴리기고 잡기
57	Lasso	머리 위에서 올가미 모양으로 한 손으로 후프 돌리기
58	Lasso to waist hooping	올가미 동작에서 허리 돌리기로 양팔 좌우 펼쳐 종종걸음으로 돌기
59	Lunge weave	런지 동작에서 8자 돌리기
60	Mandala	머리 뒤에서 한 손 스핀 돌리기 번갈아 원 그리며 돌리기
61	Neck Coin Flip	후프 오른손에 잡고 왼쪽 목 뒤편으로 후프 던져 목을 타고 반대편으로 넘기기
62	Neck Hooping	후프 목 돌리기
63	No Hand Smear	후프 양 손바닥으로 잡아 목과 등 뒤로 후프 궤도 스미어 동작
64	Neck Toss	오른손 후프 잡고 목으로 던져 후프 목 돌리다 고개 들어 후프 튕겨내기
65	One handed Vortex	한 손 후프 잡고 제자리 돌며 팔 뻗고 점진적으로 후프 머리 위 올리기
66	One handed barrel roll	한 손으로 후프 잡고 턴 하면서 머리 중심으로 궤도 돌리기
67	One Leg Hooping Return	후프 무릎 돌리다 왼발 들고 왼발등으로 후프 올려 무릎 돌리기
68	Pizza Toss	허리 돌리다 오른손으로 후프 잡고 머리 위로 높게 수평 던지기

69	Rainbow Lunge		앞뒤 런지 자세 좌측에서 우측으로 한 손 후프 잡고 크게 반원 그리며 반대 손으로 이동
70	Reverse Weave		후프 잡고 손목 8자 백 돌리기
71	Revolving Door		후프 오른손 잡고 왼쪽 다리 들어 후프 통과 오른쪽 다리로 빠져나오기
72	Reverse Escalator		왼손 왼쪽 45도 방향으로 후프 잡고 팔 뻗으며 후프 팔목에 한 번 감아 에스컬레이터 역으로 실시
73	Scan		양 손등 마주 좌우 넓게 후프 잡고 머리에서 발끝까지 회전하며 인체 스캔하기
74	Standing Foot Hooping		정면에서 후프 돌리다 오른 무릎 들고 후프 발등에 걸어 오른 다리 옆으로 뻗어 후프 돌리기
75	Stir The Pot		몸 앞에서 후프 잡고 수평 돌리기
76	Single Hip Reel		오른손 후프 잡고 우측 엉덩이 스치며 우측에서 한 손 역회전 돌리기
77	Shoulder Hooping		양쪽 어깨를 이용 이두박근으로 후프 가슴 돌리기
78	Should Hooping Breaks Paddles		이두 삼두박근으로 후프를 돌리기 오른팔 아래 왼팔 안쪽에서 바깥 팔뚝으로 안에서 밀기 반대로 번갈아 반 회선 돌리기
79	Step Through Wedgie		오른쪽 무릎 들고 왼쪽 무릎 들면서 번갈아 후프 들어 통과하기
80	Sustained Spinning		양팔 뻗고 후프 쇄골 근처 목에 걸고 빠르게 360도 연속 회전
81	Swish		한 손으로 앞에서 시계추처럼 흔들기
82	Tornado		토네이도 오른발등 후프 왼발 돌리고 왼발 등으로 후프 올려 무릎 허리 어깨 머리 위로 훌라 빠져나오기

83	Tuck Toss	오(왼)른손 겨드랑이 중심으로 어깨 뒤로 후프 가볍게 던져 앞으로 넘김
84	Tuck Toss clutch	후프 왼(오)손 잡고 겨드랑이를 스쳐 등 뒤 어깨 위로 던져 앞에서 삽고 다시 겨드랑이에서 멈춰 팔을 펴면서 앞쪽 위로 던져 잡기
85	Turning Chest Roll	오른팔 펴고 왼손 위로 들어올려 손으로 후프 팔에 굴려 왼쪽 겨드랑이 오면 턴하여 후프 등 왼팔로 굴러 나오게 한다.
86	Turing Vertical Should Hooping	후프 양쪽 어깨로 돌리며 턴 하기
87	Turning Waist Hooping	후프 허리 돌리기를 하면서 360 돌기
88	Two handed Float	머리 위로 양손 위로 뻗어 후프 잡고 가볍게 제자리 걸으며 돌기
89	Two Hand Neck Coin Flip	목을 숙이고 양손으로 후프 잡아 목 중심으로 후프 양손 동전 돌리기
90	Two Hand Smear	후프 양손 3시 9시 잡고 몸통 중심으로 궤도 스미어 동작
91	Under The leg Toss	오른(왼)손 후프 잡고 오른(왼) 다리 들어 후프 아래에서 다리 위쪽으로 던져 잡기
92	Under The leg coin Flip Escalator	오른손 후프 잡고 왼 다리 들어 밑으로 후프 던져 왼 팔목 걸어 머리 위에서 후프 통과 왼손으로 에스컬레이터
93	Vertical hand hooping	정면에서 4개 손가락 모아 엄지와 V자로 손바닥 손등 방향으로 후프 잡고 돌리기
94	Vertical Neck Hooping	허리 숙여 후프 목으로 반동으로 돌리기
95	Vertical hand hoopingpraver hands Transfer	7번 동작에서 오른손 왼손 번갈아 후프 돌리기
96	Vertical Neck Hooping Ann Knee Breaks	목으로 후프 돌리고 오른팔, 왼팔 번갈아 삼두박근으로 멈춰 반대로 돌리고 무릎 올려 후프 멈춰 반대로 돌리기

97	Vertical Should Hooping Break and Paddles	어깨 돌리기에서 양손 번갈아 후프 돌리기
98	Vortex	머리 위 왼손으로 후프 돌리고 허리 아래에서 위로 오른손으로 소용돌이 동작
99	Walk The Dog	후프 역회전 던지기
100	Walk The Dog Wedgie Escalator	역회전 돌아오는 후프 위로 왼쪽 다리 앞에서 뒤쪽 안으로 넣어 후프 허벅지 끼워 위로 올림
101	Waist hooping	후프 허리 돌리기
102	Waist hooping Lift Off	허리 돌리다 한 손 후프 잡아 팔꿈치 굽혀 머리 위 들어 올리기
103	Wedgie	후프 무릎 사이에 끼워 허벅지 안쪽 근육으로 좌우 흔들어 후프 위 올리기
104	Wedgie Duck Out	양쪽 무릎에 후프 끼워 안쪽 허벅지 후프 비벼 올려 머리와 허리 숙여 올라오는 후프 통과시키기
105	Wrist Twists Flourishes	후프 잡아 한 손으로 크게 원 그리며 손목 비틀어 회전
106	Yo-Yo Bonce	후프 잡고 요요처럼 위, 아래 좌, 우 바운스